书有道 ● 阅无界

策划出品 | YUEKE 阅客

健康老龄化与失能失智防控

主编 潘文静 张晓慧　　副主编 许力为 王雅倩 蔡雪

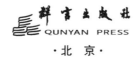
群言出版社
QUNYAN PRESS
·北京·

图书在版编目（CIP）数据

健康老龄化与失能失智防控 / 潘文静，张晓慧主编 .

北京：群言出版社，2025. 1. -- ISBN 978-7-5193

-1059-2

Ⅰ . R199.2

中国国家版本馆 CIP 数据核字第 20253922M9 号

责任编辑：胡　明

装帧设计：阅客·书筑设计

出版发行：群言出版社

地　　址：北京市东城区东厂胡同北巷 1 号（100006）

网　　址：www.qypublish.com（官网书城）

电子信箱：qunyancbs@126.com

联系电话：010-65267783　65263836

经　　销：全国新华书店

印　　刷：深圳市精彩印联合印务有限公司

版　　次：2025 年 1 月第 1 版

印　　次：2025 年 1 月第 1 次印刷

开　　本：710mm×1000mm　1/16

印　　张：15

字　　数：248 千字

书　　号：ISBN 978-7-5193-1059-2

定　　价：88.00 元

编委会

主　编：潘文静　张晓慧
副主编：许力为　王雅倩　蔡　雪

编写人员（按姓氏笔画顺序排列）：

马秀容	惠州市第三人民医院
王雅倩	惠州市第一妇幼保健院
甘爱华	惠州市医学研究所
叶　慧	惠州市医学研究所
许力为	惠州市医学研究所
李红丽	惠州市第二人民医院
张晓慧	惠州市中心人民医院
蔡　雪	惠州市第二人民医院
潘文静	惠州市第一妇幼保健院
潘燕琼	惠州市医学研究所

前　言

　　2021 年被认为是中国进入深度老龄化的第一年，整个中国正以前所未有的速度、前所未有的规模变成一个老龄化社会。

　　有关健康的老龄化研究是我国目前最重要的民生课题之一，其核心问题是防痴呆和防残障，特别是预防早痴、早残。

　　老龄化及其相关的痴呆症流行，是世界难题。

　　世界卫生组织（WHO）认为，在全世界范围内，失智症的发病率正在以令人恐怖的速度上升，已经成为全球严重的公共卫生危机问题。国际阿尔茨海默病协会执行理事长麦克·沃特曼认为，随着老龄化风暴的来临，目前的卫生系统根本应对不了爆炸式增长的痴呆症危机，导致越来越多的家庭将陷入痴呆症噩梦。WHO 呼吁各国要将痴呆症视为至关重要的重点公众健康问题加以解决。

　　中国老龄化问题及健康问题同样不乐观。

　　惠州市与中国的很多城市一样，快速进入老龄化社会，失智症问题日益严峻。根据《惠州市第七次全国人口普查公报》，全市常住人口为6042852 人，60 岁及以上人口为 607392 人，占 10.05%，其中 65 岁及以上人口为 412605 人，占 6.83%[①]。根据有关机构调查，在 65 岁及以上人口中，有超过 20% 的人会出现轻度认知障碍，甚至痴呆症。也就是说，惠州市患有轻度认知障碍和痴呆症的人可能超过 82521 人，而且发展速度还会继续加快。

---

　　① 惠州市人民政府. 惠州市第七次全国人口普查公报［OL］. ［2021-05-16］. http://www.huizhou.gov.cn/zwgk/hzsz/zwyw/content/post_4282401.html.

很多轻度认知障碍和痴呆症的患者，早在十几甚至二十年前就会出现一些生理、实验指标、影像学的改变，如果将这些痴呆症高危人群、痴呆前期的人检测出来并加以干预，部分病人的痴呆症是可以预防的，部分痴呆程度是可以减轻的，部分病人的症状出现时间是可以大大推迟的。

因此，我们需要加强痴呆症的前期研究，加强脑功能保护，减少记忆力、认知力丢失，促进中老年人脑健康、防失智服务体系建设。

现代科学的慢性病防控策略和中国中医智慧的结合，可能是认知衰退症防控的有效解决方案。

我们提出：

（1）要进行广泛深入的调研，学习其他城市防控痴呆症的先进经验，建立惠州痴呆症防控体系。学习我国先进入老年社会的城市，特别是香港、澳门等痴呆症发病率比较高的城市的做法与经验，建立和完善我市认知衰退症防控体系。

（2）要建设认知衰退症筛查干预中心及其网络体系，加大发现高危人群的力度。对年满 50 岁有危险因素的人群进行系统的"脑力"评估，以发现失智症高危人群和早期失智症病人。有效利用"最佳预防时间窗"和"最佳治疗时间窗"进行认知衰退症防控工作，做到事半功倍的效果。

（3）加强痴呆症防控知识的宣传，包括新媒体、讲课、书籍等方式。让越来越多的专家和组织意识到，加强公众教育、传播痴呆症防控知识和提高公众对痴呆症认识可能是防控失智症的重要任务。

（4）对某些高危人群进行生活方式干预，制定线上线下干预措施。阿尔茨海默病协会国际会议（AAIC）报告指出，有关生活方式的干预可以降低阿尔茨海默病（AD）的患病风险：一项研究指出，采用四种或五种低风险生活方式的参与者与不遵循任何低风险生活方式的参与者相比，患 AD 的风险降低约 60%；而另一项研究表明，与不利生活方式相比，具有高度 AD 遗传风险的参与者遵循有利的生活方式，其全因痴呆症的患病风险降低 32%。

（5）痴呆症的防控需要中医智慧。WHO 2019 年《降低认知衰退和痴呆症风险的建议指南》是经典的现代西方医学慢性病的防控策略，但对于中国人或者中国家庭来说，可能需要更加适合中国、贴近百姓生活、方便家庭使用的解决方案。我们知道，对于中国人而言，中医对人们生活方式的干预有着天然的优势。也有越来越多的研究表明，中医治疗对痴呆症特别是痴呆症前期有一定的效果。

采用现代西方医学的理论和技术，融入中国中医的理论和治疗方法，可以为应对老龄化、防控失能失智提供一个新的路径。

目 录

第一章 社会在加快老化

第二章 老年社会危机

第三章 健康地老去

第四章　老年人心理健康

第五章　积极老龄化

第六章　饮食与生活方式管理

第七章　惠州市认知衰退症预防干预体系研究

第八章　失能失智筛查模型的建立与应用

参考文献

社会在加快老化

1. 关于老年的学问

老年学是关于老年的学问，是在越来越多国家进入老年化社会后，出现的一门新学科。老年学是在老年医学、老年生物学、老年心理学和老年社会学等基础上融合而产生的一门综合性学科，其主要研究内容之一就是关于人衰老的相关问题，即人口老龄化问题[①]。

人和生物体的水平分子的衰老有三个明显的节点，分别是 34 岁、60 岁和 78 岁，也是生命中的三大分水岭。在 34 岁这个节点上，体现出衰老特点的是颜值，伴随而来的是各种疾病的风险开始增加。60 岁是人体的衰老的第二个节点。这个时候激素活性、结合功能和血液通路相关蛋白变化最为剧烈，身体全面进入衰老阶段，具体表现在各种行为上，如记忆力减退，行动迟缓，不能剧烈运动等等。待到 78 岁时，血液通路、骨形态发生蛋白信号传导相关变化最为剧烈，各种老年人易患上的疾病也更容易找上门，如阿尔茨海默病、心脑血管病等。

单从老年学角度出发，通过四种年龄来看待衰老问题：

第一，出生年龄。又称时序年龄，或者日历年龄、自然年龄。出生年龄增加，表示身体随年龄增加而衰老。我们通常所说的"年龄"，就是指出生年龄。但是，当一个人的时序年龄越大时，年龄就越不能代表他身体老化程度和功能状态，所以就有了心理年龄、社会年龄、生物年龄等概念。

第二，生理年龄。随着年龄增长，一些器官系统运行稳定性和效率降

---

① 邬沧萍，姜向群. 老年学概论［M］. 北京：中国人民大学出版社，2006.

低，表示生理在衰老，通常用生理年龄来表达。一般而言，成年个体随时序年龄增长，其生理年龄也随之增长。但是常常不成比例，同样的时序年龄，有些人生理年龄年轻，有些人生理年龄苍老。

第三，心理年龄。随着年龄增长，智力、脑力、知觉、心智、记忆、个性、主动性、智能、应对压力和损失的能力等出现下降，表示心理衰老，通常用心理年龄来表达。

第四，社会年龄。在生命过程中不断变换角色和关系（家庭非正式支持系统和正式支持系统），比如退休或者当了爷爷，表示一个人在社会上被认为衰老，通常用社会年龄来表达。

时序年龄是不可改变的，但生理年龄和心理年龄是可改变的。人们可以通过健康管理改变其生理年龄和心理年龄。今天，通过改变生活方式，是可以让人变得生理更年轻、心理更年轻、生活更美好的。

2. 心理年龄和社会年龄

心理年龄

心理年龄是相对于自然年龄的心理学术语。自然年龄是按照出生后的年限来确定的个体比较客观的年龄。而心理年龄指依照个体心理活动的健全程度来确定的个体年龄。其主要依据是：①个体在社会实践中发展起来的，以思维和语言为核心的认知、情感和意志相统一的心理活动过程；②个体构成意识活动的独特心理组织系统。

人类的心理成长可分为八个阶段：胎儿期、婴儿期、幼儿期、学龄期、青少年期、青年期、中年期、老年期。同一个人每一时期的心理状态不一样。

在青少年，心理年龄是指一个人心理发展的水平。而在中老年人，心理年龄是指一个人感觉、记忆、认知、思维、想象、情感及意志等功能的主观老化程度。我们常用标准化智力测验量表来评价成年人心理年龄。

一个人的时序年龄与其心理年龄并不完全同步，一个 20 岁朝气蓬勃的青年可能表现出 40 岁坦荡沉稳的心理年龄，一个 65 岁的老人也可能表现出 45 岁的心理年龄。

社会年龄

肯尼迪 43 岁时成为美国总统，人们感觉他还年轻；一位 43 岁的高校教师助理却不年轻。——为什么会如此？在《变老的哲学》中，让·埃默里讨论了"社会年龄"所包含的意义。社会年龄（简称社龄）是指一个人在其他人心目中的年龄状态。比如有些人50多岁，但老态凸显，在他人心里可能被认为已经是老人了。也有些人成年了还要长期依赖父母生存，社会生物学上称为"幼态持续"。一个人退休了，或者当爷爷了，也是影响其社会年龄的因素之一。

决定我们是否老去的不只是脸上的色斑和双腿的风湿，还有在他人目光下，我们所拥有的多少，世界按照其所拥有的去判断一个人的潜能与价值，而老去意味着在他人的目光下这个人已经没有可以运用自我意志重新规划生活的可能性——在某种意义上，它是一种剥夺与审判的机制。时序年龄是无法改变的，而心理年龄、社会年龄都是可以通过健康饮食、体育锻炼、优化睡眠、纾解压力等来改变的，可以使我们变得更年轻。

我们何时长大？何时成熟？何时变老？这是要用一辈子来回答的问题。

3. 我们的生物年龄与衰老时钟

科学家对衰老的研究越来越多，主要包括三个问题：①我们为什么会老？②我们究竟有多老？③我们能否健康地老去？

越来越多的研究发现，一些因素会让我们变得更年轻，而另一些会让我们变得更衰老。

有一个概念叫"生物年龄"，它就是我们身体的"衰老时钟"。

生物学年龄代表身体的老化程度和功能状态。比如我们常说的骨龄，就是生物年龄。随着医学、生物学等的发展进步，人们开始广泛研究人体的听觉反应时间、视觉反应时间、肌肉反应时间、肢体协调性、记忆力、认知灵活度、肺一秒钟用力呼气容积（FEV1.0）、用力肺活量（FVC）、体能、视觉适应性、最高听觉频率等 11 项指标，并认为这些指征可以用来反映一个人的生物年龄。

生物年龄的衰老过程常常用"衰老时钟"来表示。

目前，在医学研究领域，国际上通常采用 DNA 甲基化程度作为"衰老时钟"以判断生物年龄。生物年龄与时序年龄之间的差异，可作为评估人体衰老的生物标志物。

如果某个人的生物年龄比他（她）的时序年龄大，我们就会说这个人老得快了。

值得注意的是，在这些"老得快"的人中，大多数人的时序年龄与生物学年龄是在 30 岁至 40 岁左右开始拉开差距的。也就是说，一个人的衰老速度，是在 30 岁至 40 岁开始拉大的。

坏消息是，有专家指出中国主流城市的白领在 50 岁的时候，很多人的生物年龄比时序年龄大 10 岁左右。

好消息是，这时如果重建健康的生活方式和工作方式，生物年龄是可以"逆龄"的，甚至在一段时间内可以"冻龄"。

科学家正在研究大型人群队列相关指标，鉴定可以测量衰老的生物标志物，结合人工智能等各种建模技术，希望能建立生物年龄或"衰老时钟"的预测模型。

科学家研究总结了六类指标用来判断一个人的衰老时钟，包括生理学特征、影像学特征、组织学特征、细胞改变、分子改变和体液分泌因子改变，并指出"生理行为特征""影像学特征"和"体液分泌因子"可作为"衰老时钟"的主要评价指标。

4. 我们的体能和生命功能退化过快了吗

我们可以通过仰卧起坐来检验体力是否退化严重。20 岁的健康的人在 1 分钟内仰卧起坐的最佳成绩为起落 45—50 次；30 岁为 40—45 次；40 岁为 35—40 次；50 岁为 25—30 次；60 岁为 15—20 次。

我们也可以通过爬楼梯来检验体力是否退化严重。这适合 45 岁以下的关节健康者。如果一步迈两级台阶且能快速登上 5 层楼，说明体力良好；如果一级一级登上 5 层楼，没有明显的气喘现象，说明体力状况不错；如果气喘吁吁，呼吸急促，则说明体力较差；如果登上 3 层楼就又累又喘，意味着体力虚弱。

我们可以通过脉搏来检验心脏功能是否退化严重。测量 3 次脉搏，将 3 次脉搏数相加，减去 200 再除以 10，若所得结果为 0—3，说明心脏强壮；3—6，说明心脏良好；6—9，说明心脏一般；9—12，说明心脏不怎么好；12 以上，应及时找医生。

我们可以通过屏气来检验肺功能是否退化严重。吸一口气，然后屏气，时间越久越好，再慢慢呼出，呼出时间 3 秒钟为最理想。一个 20 岁、健康状况甚佳的人，最大限度屏气可持续 90—120 秒。而一个年满 50 岁的人，约为 30 秒。

平衡能力在人类生活中有非常重要的意义。有专家认为，平衡能力即"不倒时间"，可以检验一个人的老化程度。

日本京都府立医科大学的山田教授根据对人体组织 30 多年的研究提出一种简单易行的"人体老化简易自测法"。自测者双手下垂紧贴身体两侧，闭上眼睛，用一只脚直立站住，然后根据其"不倒时间"来判断老化程度。

闭眼单脚直立时间与生理年龄关系表

闭眼单脚直立时间	生理年龄
9.9 秒	男性为 30—35 岁，女性为 40—49 岁
8.4 秒	男性为 40—49 岁，女性为 50—59 岁
7.4 秒	男性为 50—59 岁，女性为 60—69 岁
5.8 秒	男性为 60—69 岁，女性为 70—79 岁

2021 年 8 月《英国医学杂志》刊登的一项研究显示，65 岁后运动能力越差，死亡风险越高，并且从死亡之前 10 年开始，就会出现运动能力衰退的迹象。研究显示，步行速度、坐站能力、握力指标差，分别会使死亡风险增加 22%、14%、15%，日常活动困难则会使死亡风险增加 30%。专家提醒，及早发现运动功能的变化，可以提前预防衰老加剧。

5. 何年算老

我们常常通过年龄（时序年龄）来判断一个人的成熟度、心理特征以及老化程度。

国际上通常认为，18 岁至 44 岁为青年人，45 岁至 59 岁为中年人，60 岁至 74 岁为年轻老年人，75 岁至 89 岁为老年人，90 岁以上为长寿老人。

《中华人民共和国老年人权益保障法》关于老年人的定义是"六十周岁以上的公民"。

在中国香港，公务员的退休年龄是 65 周岁，而且只有 65 周岁以上的市民才能办理、领取老人卡，所以可以理解为香港老年人的标准是 65 周岁以上。当然，很多发达国家和世界卫生组织也将老年人的年龄定在 65 周岁及以上。

日本在 2021 年将退休年龄延迟至 70 岁。或许可以说，在日本 70 岁以上才算老人。

有研究者认为，一个国家或者地区对老年人年龄的定义，应该是人均寿命减 10—15 岁（平均数 12.5 岁）。比如，如果一个地区的人均寿命是 78 岁，那么他们的老年人标准就是超过 65.5 岁。

近年来，"心理衰老"这一名词开始兴起。心理衰老一般是指在身体依然健康、身体还没有衰老的情况下，心理方面率先出现了老年人的某些心理特征，过早地进入"老年期心理状态"。

心理衰老的表现如下（作为心理健康的警示，而非正规的"医学诊断标准"，仅供参考）：

（1）缺少生活情趣，缺少对新事物的好奇心和学习热情。

（2）安于现状，固守某些生活习惯和行为方式，不愿意主动做出改变。

（3）缺少开拓进取的雄心壮志或勇气，缺少从事创造性活动的热情，不愿意主动挑战自己。

（4）消极思维，倾向于更多地看到事物发展中坏的一面，经常规避风险而不去积极行动。

（5）喜欢怀旧，缺少对未来的积极关注和内心幻想。

（6）情感冷漠，"惯看秋月春风"，不关心他人疾苦，不主动暴露内心，不愿意主动跟别人分享快乐与幸福。

（7）奉行"多一事不如少一事"的处世策略，行为退缩，人际交往、朋友聚会等社交活动越来越少。

（8）每天的活动范围变得逐渐狭小，固守在自己缩窄的生活空间里，孤僻、固执、僵化刻板、循规蹈矩，自我中心，自以为是，故步自封，刚愎自用，心胸狭窄，缺乏包容心。

（9）缺少对他人的信任：忧虑疑心，胆小怕事。

（10）回避生活的挑战：经常是"穿新鞋、走老路"，当"老革命遇到新问题"时，当环境发生变化时，缺少行为应对的变通性、丰富性、灵活性和创新性。

6. 人类变得越来越长寿

人类越来越长寿是不争的事实。

近100年来人类每一代人平均比上一代人长寿6—9岁。

国际上通常把"人口平均预期寿命"作为衡量一个国家或地区居民生活质量和医疗卫生水平的重要指标，用来综合反映一个地区的人口罹患疾病水平和卫生服务水平。

什么是"人口平均预期寿命"？简单地说，人口平均预期寿命就是指刚出生的一批人（也可以是某一特定年龄组的一批人）平均一生预期可能存活的年数。人口平均预期寿命又进一步细化为男性平均预期寿命和女性平均预期寿命。

据国家发布的数据，在1949、1978、2015、2019年，我国国民平均预期寿命分别为35岁、68岁、76.4岁、77.4岁。男女平均预期寿命有比较大的差距。以2019年为例，中国男性预期寿命为74.7岁，女性预期寿命为80.5岁，两者相差5.8岁。

我国各省（市）平均预期寿命差距也比较大。2017年北京、上海的女性平均寿命就开始超过80岁，将来一定会有越来越多的城市男女寿命超过80岁。

中国疾病预防控制中心周脉耕等专家（《中国到2035年的未来预期寿命预测：一项建模研究》，2023年3月发表于《柳叶刀·公共卫生》）认为，预计到2030年我国国民平均预期寿命将达到79岁，到2035年，国民预期寿命将达到81.3岁，女性平均为85.1岁，男性平均为78.1岁。

全球平均预期寿命都在延长。据统计，从2000年到2016年低收入国家国民预期寿命提高了 11 岁，提升了 21%；同期高收入国家国家预期寿命提高了 3 岁，提升了 4%。提升幅度之所以有巨大的差异，是因为在低收入国家，影响寿命的主要因素是传染性疾病，如艾滋病、结核病和疟疾等，这些疾病控制起来相对容易；而高收入国家影响寿命的主要是慢性病，如癌症、糖尿病、心脑血管疾病、失智症等，这些疾病控制起来相对困难。

长寿是人类的追求，但是必须活得舒适和有尊严。健康促进是当我们老了，活得舒适和有尊严的重要基础之一。

7. 长寿并不都是好消息

社会的发展进步让"人生七十古来稀""六十不交言，七十不留宿，八十不留饭"的时代彻底过去了。笔者父亲在退休后到82岁前每年都会跟随我们去云南爬一次茶山，住在山上农家民宿。像笔者父亲这样年过80还出门旅行的大有人在，完全不"稀"。

长寿就是指寿命长，但国内外都没有具体标准。在我国，77岁叫"喜寿"，88岁叫"米寿"，99岁叫"白寿"，108岁叫"茶寿"。

由于寿命统计大多以每10岁一组，到了80岁以上就不分组了，叫"80岁以上组"，所以，我们可以简单地把超过80岁叫长寿。

当然，长寿并不都是好消息。

平均寿命越来越长，也就意味着越来越多的人活过了80岁，甚至90、100岁。这是好事，但也深刻影响着社会和家庭生活。

越来越长寿的人生，一方面满足了我们"长生"的愿望；另一方面也增加了很多挑战，甚至会将一部分人推入困境。

一般说来，年纪越大疾病越多，残障概率越大；年纪越大朋友越少，社会交往也就越少，越容易孤独。现在，在很多场景下感到无所适从的常常是80岁以上的老人，而不是8岁的小孩。

长寿人生的一个严重挑战是：我们如何才能健康、快乐地老去？

我们知道，老龄化社会的最大问题就是养老问题。而养老的最大困境就是失能、失智。

我们这一代人活过80岁应该是大概率事件。80岁不老，但是过了80岁，可能就越来越多人真的老了。有人戏谑地说，如果夫妻都超过80岁，不幸的可能是：一个会得老年失智，另一个要护理老年失智；如果两个都得了失智症，那就是子女的不幸，而且是不幸的平方。

笔者坚持认为，预防失能失智是我们退休后的最大挑战，也是我们退休后最重要的责任。

事实上，养老以及老年社会的保障体系，几乎是所有发达国家和地区的严重社会问题。

8. 影响我国未来的最大变数

影响我国未来的最大变数是超老龄社会。

老龄化社会

国际上通常把 60 岁以上的人口占总人口比例达到 10%、65 岁以上人口占总人口比例超过 7%，作为一个国家或地区进入人口老龄化社会的标准。

老龄社会

国际上通常把 65 岁以上人口占社会总人口的比例达到 14%，作为这个国家或地区进入老龄社会的标准。根据国家统计局 2023 年 1 月发布的数据，截至 2022 年末，我国 60 岁及以上人口占总人口的 19.8%（28004 万人），65 岁及以上人口占总人口的 14.9%（20978 万人）。以此看来，我国目前已经处于老龄化社会。

重度老龄社会

如果一个国家或地区 65 岁以上人口占社会总人口的比例超过 20%，则表示这个国家或地区进入了重度老龄社会，或者叫超高龄社会、过度老龄社会。有专家测算，我国将在 2035 年前后进入重度老龄社会，到时 60

岁及以上老年人口将突破 4 亿，占总人口的比例超过 30%。

我国正在以国际上前所未有的速度向超高龄社会发展

新中国成立后我国有两次人口生育高峰，分别是 1949—1958 年和 1962—1971 年，这也就形成了我国两个人口高峰。

第一个高峰时段出生的人已经进入老人群体。第二个高峰时段出生的人从 2022 年开始逐渐进入老人群体。事实上，这两个人口生育高峰期只相差 4 年，两大高峰时段出生的老人群体也将有相当大部分重叠在一起，成为我国一个庞大的老年社会群体。

"庞大的老年社会"会让国家、社会和家庭的养老压力不堪重负，甚至严重损害一个国家的保障系统，最终将影响我们每一个人接受医疗保健、养老服务的效率和体验。

一些西方国家在应对人口高峰、进入老龄化社会方面都比我们先行一步，这些发达国家进入超老年社会以后，他们的社会保障系统可能面临崩溃的境地。

清华大学经济学家宁向东教授说，影响中国人未来的最大变数是超老龄社会的来临。他在《即将到来的一场危机》中说："过度老龄社会的来临，将会挑战我们每一个人的良知和伦理。"

9. 最好的养老条件

在人类历史上，老人大多靠子女照顾。在 20 世纪 80 年代，美国 65 岁以上老人生活需要照料时，主要靠女儿来帮忙，而日本主要靠儿媳①。

中国就有养儿防老的家庭文化。

养儿能防老吗？"养儿防老"本是指养儿子以备老了有依靠，现在越来越多人认同男女都一样，所以下文"养儿"的"儿"是指儿女，而不单指儿子。

事实上，不管是外国还是中国，今天传统的"养儿防老"观念都面临着挑战：

第一，现在越来越多的年轻人认为，"养儿"的负担太重，是一种严重的经济、精神、人力负担，他们选择少生甚至不生了。

第二，很多学者认为，从发展趋势看，长寿的人生也让儿女养老这件事变得越来越不可靠。一个长寿的老人，其子女很大概率已经进入了老年期，可想而知，让一个自己已经是需要被照顾的老人去照顾更老的父母，其能力能有多大，效果能有多好？

可见"养儿防老"靠不住。

但是，在超老龄化社会，有限的医疗照护资源可能会被经济条件更好的人群更多占用。所以，在大多数情况下，医院或养老服务机构里，有子女陪伴的老人比没有子女陪伴的，得到的照顾要好很多。

唐代白居易在《赠梦得》中讲到了养老理想："前日君家饮，昨日

---

① 上野千鹤. 高龄化社会——40 岁开始探讨老年［M］. 公克，晓华，译. 沈阳：辽宁大学出版社，1991.

王家宴。今日过我庐，三日三会面。当歌聊自放，对酒交相劝。为我尽一杯，与君发三愿。一愿世清平，二愿身强健。三愿临老头，数与君相见。"

按照白居易的理想，养老的条件应该是：第一，世界要太平；第二，身体要强健；第三，要有几个好友，时常聚一聚。

所以，现今社会最好的养老条件应该是：第一，自己能够照顾自己；第二，有可以满足基本生活的经济来源（有人认为，理想的条件是每个月的可支出资金达到本地人均工资水平 70% 以上）；第三，必要时有儿孙帮助。

10. 四代同堂未必就是浪漫

中国人的传统家庭梦想之一就是四代同堂。老年社会让更多的家庭可以实现四代同堂。但是，今天的四代同堂可能并不浪漫，也并不幸福。

今天有很多四代同堂的家庭，其家庭结构可能是这样的：几岁的孩子、30岁左右的父母、50多岁的祖父母、80岁左右的曾祖父母。这还算是比较理想的状态。因为晚婚晚育，有的家庭的隔代年龄差可能更大。

人的寿命越来越长。经典的家庭样板可能是，等到孩子18岁成年时，他（她）的背后有：40多岁的父母2人，70岁左右的祖辈4人，90多岁的曾祖辈8人。

不妨这样说，我们以前所赞叹的四代同堂家庭，可能就是一个新型养老院。

确实，当独生子女步入已经老龄化的社会后，迎接他们的可能是不断提前的"中年危机"。

如果这种家庭结构里突然有一个人失能、失智，全家人的生活就会出现极大麻烦。如果有两个人失能、失智，那就是灾难。减少和预防这种养老灾难的唯一路径就是提前预防失能、失智。

而预防失能、失智不能只靠医院、只靠医生，也不能只靠药物，而主要靠自己，主要靠健康的饮食、规律的锻炼、良好的睡眠，以及改善生活环境、缓解心理压力等健康生活方式医学来预防疾病，减少失能、失智。

无数的资讯和经验让越来越多的人深刻感到健康的生活方式至关重要，从而鼓励家人、朋友以采用生活方式医学来预防智力过早衰退以及罹患失智症，以减少失能、失智的发生。

11. 如何养老，确实是个问题

我们知道，不管是在家庭还是在社会上，在一定的服务能力下，越来越多的人需要服务，我们每一个人平均获得服务的机会就越少，服务的质量就可能下降。所以，当全社会老年人占在职工作人员的比例越来越高以后，如何养老确实成为一个问题。

"9073" 养老模式

现在我国推广的是 "9073" 养老模式，即 90% 的老人居家养老，7% 的老人享受社区居家养老服务，3% 的老人入住养老机构。

根据《老年人能力评估规范》（GB/T 42195-2022），我们将老年人能力分为能力完好、轻度失能、中度失能、重度失能、完全失能 5 个等级。能力完好的老人居家养老，轻度失能和中度失能的老人享受社区居家养老服务，重度失能和完全失能的老人需要入住养老机构。

养老机构服务能力不足

目前我国现有养老机构床位总数在 800 万张左右，而失能、部分失能老年人就已经超过 4000 万人。加上一些低保、孤寡老人，我国养老床位需求在 5000 万张以上，供需差距巨大。

同时，我国大多数养老院设施不够完善，缺乏老人活动场所，缺乏专业的照料和救护人员。由此导致少数比较好的养老院一床难求。中产阶层很难找到适合自己的养老机构。

养老的费用

对于有退休金、有医保且能力完好可以居家的养老者，养老的费用基本没有问题。

如果是需要聘请住家护理人员护理失智、失能老人的，护理费用每人每月需要5000—8000元。如果请专业的有证照的护理人员，每个月的护理费用可能超过万元。

如果是入住养老服务机构，情况又有所不同。各地区公办养老院收费标准每个月从2000—6000元不等。但是公立养老院资源有限，远远不能满足需求。

而私立养老院的收费没有统一标准。条件好一点的，每个月需要5000—10000元不等，其中失智老人可能需要更多额外的费用。在一线城市，有专门收治失智症的养护院，每月费用超过4万元。

中国老龄科学研究中心副所长王海涛说，在发达国家，养老院的平均收费是老人退休金的两倍。以人口老龄化程度居世界第二的德国为例，德国退休人员的养老金月平均1500欧元，养老院的平均费用大约每月3000欧元。王海涛说：德国的养老院被称为"五星级服务"，涵盖了生活、文化、健康管理、疾病、康复、临终等方方面面。当养老金和社会保险不足以支付养老费用时，德国人一般按照以下顺位填补：先是个人用存款弥补不足，存款花光了就要变卖有价证券、汽车、房产；如果不够，再由子女平摊养老金之外的养老费用；最后剩下的部分才由政府承担，发放各种养老补贴。

我国现有的养老院既有公立的，也有私营的，服务千差万别，收费标准也参差不齐。收入较高的人群在养老费用方面应该没有什么问题，中产及以下阶层恐怕一点儿也不会轻松。

作者想再次强调的是，预防失能、失智是降低养老成本最有效的方法。

12. 家庭形态改变养老模式

对于 97% 的居家养老和社区养老的人而言，家庭的支持依然是最重要的。当今我国家庭形态改变的趋势，一定会影响我们未来的养老状态。

近年来，我国的家庭形态出现很大改变。结婚的人减少，离婚的人增多。家庭出现少子化，甚至无孩化现象。

婚内人数下降了

婚内人数下降与养老有什么关系呢？这会影响养老模式以及未来的养老模式选择。

新浪财经发布的《中国婚姻报告 2021》说，随着经济发展，中国婚姻状况发生很大转变，主要体现在结婚晚了、结婚少了、离婚多了。

现在，人们结婚普遍晚了。对比 2005 年前后的资料，有人发现：第一，2005 年前结婚的"主力军"是 20—24 岁人群，而 2005 年后结婚的"主力军"是 25—29 岁的人群；第二，40 岁以上结婚登记占比大幅上升。可以肯定的是，晚婚会突出晚育问题，同时还会降低生育率。有研究表明，平均初育年龄每推迟一个月，总和生育率会降低大概 8%。

现在，结婚的人少了。我国每年结婚登记的人数在逐年下降，从 2013 年的 1347 万对持续下滑至 2020 年的 813 万对。同时，粗结婚率从 2013 年的 9.9‰降至 2019 年的 6.6‰。

我国的离婚率逐年上升，从 2000 年的 121.3 万对升至 2020 年的 373 万对。粗离婚率从 2000 年的 0.96‰升至 2019 年的 3.4‰。

少子化是个大问题

家庭"少子化"是很多发达国家面临的、令人担忧的问题。

少子化这个词来自日本，就是指每一对夫妻生的孩子减少了，本质上是指人口生育率下降，造成幼年人口逐渐减少的现象。

一般说来，人口总和生育率应该在 2.4—2.1 之间才能达到人口平衡。生育率低于 2.1 即为少子化。我国从 1995 年起就降到了 1.56 以下，一直处于严重少子化、超少子化状态。

结婚少了、离婚多了、少子化了，其结果可能就是独居的老人多了，子女护理老人的情况就少了。

2022 年，我国空巢老年人已达 1.2 亿人，独居老人已经高达 3000 万人。尽管独居者的独居原因各不相同，或者一些独居者可能很享受独居状态，但是独居者的居家养老模式与传统的居家养老模式还是很不一样的。

所以，传统的家庭养老模式要做适当调整，要有适合独居者的居家养老模式，需要扩大社区对老年人提供公共服务和有偿服务的能力。

13. 养老困境远超我们想象

我国著名社会学家孙立平教授说，我国未来养老问题的严峻性，可能会远远超出我们的想象。

中华人民共和国民政部在 2020 年第四季度新闻发布会上说，"十四五"期间全国老年人口将突破 3 亿，我国将从轻度老龄化迈入中度老龄化。发言人说："我们分析，5 到 10 年后全国第一代独生子女父母将进入中高龄，我们将迎来一波养老照护的浪潮，养老服务将接受更大的挑战和考验。"

2009 年我国老年抚养比（65 岁以上人口数占劳动年龄人口数百分比）为 11.6%，而 2019 年我国老年抚养比是 19.6%，11 年增加了 8%，增长趋势严峻。

我国的老年抚养比会越来越高。

有组织预计到 2050 年我国老年人口数将达到 4.87 亿，占总人口的 34.9%。

完全可以预料的是，在未来 20 年里，超过 80 岁的超老龄人口会暴涨，而 80 岁以上年龄段的医疗开支是 60—80 岁年龄段的 8 倍。

老年抚养比高的另外一个结果是，在需要照顾的时候，老人可能无力支付护理人员的费用，或者有能力支付，却找不到护理的人。

有研究指出，我国养老业的一个困境，是巨大的养老需求和低下的支付能力之间的矛盾。在北京，普通公办养老院，生活能够自理的老人，一个月的费用大概为 5000 元，但是，需要等候相当一段时间才能入住。如果是失能老人，费用需要 10000 元以上。

从养老人群的经济能力来看，需要养老的人群大致分成三类：

高收入群体。高收入人群可以靠自己的收入获得优质的养老服务，比如他们通过卖掉自有住房，加上丰厚的退休金，每月可以支付高达 2 万元的高端养老院费用，甚至绰绰有余。

中等收入群体。这个群体最大，2020 年为 2682 万人，据说到 2035 年将增加到 6954 万，2050 年可能提高到 1.24 亿。中国老龄科学研究中心副所长王海涛认为，日常生活不能完全自理且月收入 8000 元左右的老人，最难有适合的养老机构。因为即使在北京，月收入 8000 元以上的老人占比最多不会超过 1.6%。王海涛说，这样一个潜在规模难以推动养老市场的兴旺发达。

低收入群体。政府会为低收入群体兜底。

不管哪个群体养老，最重要的是，在相对年轻的时候预防失能、失智，这是避免养老困境的最好办法。而预防失能、失智最好的办法，就是健康的生活方式。

14. 日本的前车之鉴

据日本总务省估算，截至 2022 年 9 月末，日本 65 岁以上老人占总人口比重接近 30%，75 岁以上老年人占总人口比重超过 15%。日本已迈入超老龄时代。

日本出生于 1949 年至 1964 年之间的人群被称为"团块世代"，大约有 1000 万人，是日本战后经济腾飞的主力军，也是日本经济泡沫时代的受害者。

老后破产是个大问题

1968 年日本政府提出打造一亿"中产阶级"的概念，今天看来，"一亿中产阶级"的梦想破灭了。有研究者说，今天日本迎来"老后破产"时代。

为了解决养老问题，日本政府开始出台延长退休年龄政策。2021 年日本政府修订《高龄者雇佣安定法》，将退休年龄从 65 岁延长至 70 岁。现在日本 65 岁以上老人有 25% 仍在工作岗位上。日本最大的家电零售商野岛电器在 2020 年开始实施 80 岁雇佣制。

"老后破产"问题多多，其中之一就是老人犯罪多。过去 20 年日本 65 岁以上的罪犯增加了 5 倍。据日本法务省 2020 年《犯罪白皮书》显示，65 岁以上老人犯罪的越来越多，已占总犯罪人口的 22%。有些监狱的囚犯平均年龄达到 74 岁。

日本的"下流老人"

近年日本社会常用"下流老人"来形容收入极低、没有足够存款和无依无靠的高龄人士，这些人的犯罪率普遍较高。

曾经大半生勤奋工作、遵纪守法的"团块世代"，"老后破产"后，一些人因为贫穷、疾病、孤独而去犯罪，这些人甚至觉得去监狱待着比在家里还好过。

据说有超过半数的日本独居老人曾在商店偷东西。"偷东西"是因为吃不饱还是生病了？大概率是生病了。

确实，老了才偷东西的长者，有可能是老年性痴呆的前期表现，或者已经老年痴呆了。

团块世代、老后破产、"下流老人"，日本的这些社会现象无不提醒我们，要提早规划好自己的后半生。

15. 社会生活现状在加快衰老

我们无法改变时序年龄，但是通过调节衰老时钟可以改变我们的生理年龄和心理年龄。

人类曾经对自然衰老束手无策，但生物科技的发展让我们开始理解衰老的本源，并尝试从源头"拨慢"衰老的时钟，而随着学者不断地破译人体的奥秘，相信在未来，我们能无惧衰老的"波峰"，活得更加优雅、长寿。

引起衰老的因素有很多，可通过生活方式干预的有以下几大因素。

氧化应激是人体衰老的原因之一

越来越多的研究已证实氧化应激与衰老有关。机体在遭受有害刺激时，体内自由基增多，超出了机体的清除速度导致清除不及时，氧化系统和抗氧化系统失衡，就会导致氧化应激。氧化应激可引发炎症反应，进一步损伤细胞。炎症与衰老密切相关，被认为是许多老年疾病的根本原因之一。线粒体受到氧化应激的侵害后，可释放出有害炎性因子，这种炎症状态可促使细胞老化和器官功能下降。细胞衰老的幕后黑手就是线粒体和氧化损伤的相互作用。当线粒体受到氧化损伤时，会引发细胞的能量下降和功能关闭，从而导致衰老的发生[1]。

---

[1] 刘俊乐，张良成. 线粒体功能障碍及炎症与衰老的相关关系 [J]. 中华老年多器官疾病杂志，2019, 18 (6)：4.

不合理饮食以及不良饮食习惯加速衰老

不合理的饮食及不良饮食习惯会加速身体器官的衰老。高热量饮食、高脂肪饮食、暴饮暴食等会使机体的能量代谢水平增加，细胞内活性氧生成增多，引起机体氧化应激，加重炎症，由此导致细胞功能异常，加速机体衰老。另外，爱吃甜食和油炸、膨化食品、烧烤肉等，会让蛋白质和体内多余的糖分子结合，产生"高级糖基化终产物"（简称"AGEs"）。AGEs 作为衰老因子，不仅会扰乱正常蛋白质的代谢和修复，导致细胞的衰老和凋亡，还会导致皮肤无光泽、黑眼圈、皱纹增多等问题。不良饮食习惯包括暴饮暴食、过度节食等行为。这些行为都会破坏身体的正常代谢和内分泌平衡，导致身体机能下降和衰老加速。

熬夜加速衰老

熬夜加班、打游戏、刷剧等，深夜忍困不眠，作息不规律，非常伤身。经常熬夜，会导致多种症状及疾病发生，如神经衰弱、感冒、胃部不适（甚至引发胃溃疡）等，还会增加患心脏疾病的风险。如果长期熬夜，则会慢慢出现失眠、健忘、易怒、焦虑不安等神经、精神症状。不规律的睡眠及压力，特别是睡眠不足，会引起皮肤毛细血管瘀滞，循环受阻，内分泌代谢失常，皮肤水分流失，容易导致皱纹出现、皮肤暗淡、黑眼圈等，加速皮肤老化。

久坐导致衰老

久坐不动是当代年轻人的常态，而因久坐导致的问题越来越多。众所周知，久坐不动不仅会导致肥胖、便秘、腰肌劳损、腰酸背痛等，还会导致血液循环减慢，心脏工作量减少，长期会使心脏机能衰退，引起高血压、心肌萎缩、动脉硬化、冠心病等心血管疾病。孕妇久坐不动容易发生静脉曲张。有研究发现，久坐可能会加速衰老。美国加利福尼亚大学圣迭戈分校家庭医学与公共卫生学研究团队曾做过一项实验，以近 1500 名平均年龄为 79 岁的老年女性为对象，发现每天中等强度运动不到 40 分钟而且久坐超过 10 小时者，其白细胞中染色体末端的端粒比同年龄但没久坐者或坐的时间稍短者，端粒磨损越多，长度越短，细胞寿命越短。研究者通过进一步分析得知，前者身体年龄比后者老约 8 年。研究同时提到，定期、规律的运动在一定程度上可抵抗生理性衰老，延长寿命。经常久坐还会使人的脑供血不足，导致脑供氧和营养物质减少，加重人体乏力、失眠、记忆力减退等问题，并增大患老年性痴呆症的可能性。

高血糖加速衰老

大量研究表明衰老和高血糖密切相关：一方面高血糖的微环境会导致细胞的衰老和衰老细胞的堆积，另一方面细胞的衰老导致组织功能紊乱和糖尿病及其并发症的发生。首先高血糖可能导致皮肤问题，使皮肤出现干燥、瘙痒等症状，皮肤失去水分就会容易衰老；高血糖会导致多种并发症，影响患者的情绪甚至正常生活，郁郁寡欢之人会看起来会更加苍老；高血糖还会会导致大脑细胞退化，引发患者出现思维和记忆问题，如认知障碍[①]。

我们无法阻挡衰老的到来，但我们可以通过一些干预方式，延缓衰老的进程，以及通过免疫系统的提升实现"健康的衰老"。

---

① 刘星，张璐璐，雷波，马浩. 高血糖与衰老相关性研究进展 [J]. 中国疗养医学，2019，28（3）：249—252.

第二章

老年社会危机

1. 无法掌控的养老困境

从 1980 年到 2016 年，在 36 年的独生子女政策下，我国诞生了 1.76 亿独生子女。目前，我国有 2 亿左右的独生子女。

独生子女为父母养老的困境

如今我国第一批独生子女已经超过 40 岁。夫妻两人如果都是独生子女，当他们 60 岁的时候，可能要赡养 4 个老人。如果有一个老人失智、失能，他们可能会被拖进一场完全无法掌控、无法自拔的艰难岁月。

所以，时常听到独生子女们感慨说，有什么都不要有病。这是他们非常现实的担忧。确实，只要父母健康，养老就基本没有问题，或许有些困难但不会陷入困境。

独生子女自己也容易陷入养老的困境

理由一：老来多疾病和残障。

70% 的疾病和残障都是日积月累的不良生活方式引起或者诱发的。年轻时对不良生活方式进行干预，能够预防大多数老年疾病[①]。遗憾的是，大多数人并没有建立良好的生活方式。很多人很"享受"垃圾食品——含反式脂肪酸的各种奶茶甜品、含大量化学品的小食、高温油炸食品、烤肉

---

① 迪恩·谢扎，艾伊莎·谢扎. 阿尔茨海默病自我管理全书［M］. 张雪，译. 天津：天津科学技术出版社，2020.

等；"享受"不良生活方式——熬夜刷视频、久坐缺乏锻炼、吸烟喝酒等。等老了，他们可能会被拖进一场完全无法掌控的艰难岁月。

理由二：出生率断崖式下跌，明天将缺乏为"独生子女们"养老的人。

2016年我国放开二胎政策，2017年出生率上升，随后逐年下降，出生人口持续下滑的趋势未能扭转。

以上海市为例，其出生率出现断崖式下跌。1990年1月1日上海总共出生2784人，2000年1月1日上海总共出生1148人，2010年1月1日上海总共出生380人，2020年1月1日，上海总共出生156人，到了2021年1月1日，上海出生人数仅有27人。以每年的1月1日作为参考日，上海近30年单日出生人数降幅达到99%。这个数据可以作为出生率下降的一个具体说明。从这个角度来说，将来社会能为独生子女老年提供养老的社会劳动力在减少。

2. 保护好自己独立洗澡的能力

长寿社会是有代价的，至少它加剧了中年人的危机，加剧了老年人的困境。

北京大学中国健康与养老课题组在全国追踪调查 13641 名 45 岁以上的中老年人，其中 7.01% 的受访者无法独立完成洗澡活动。在无法独立洗澡的人群中，有 10.87% 的人长期无法洗澡，过着不卫生且低质量的生活。

这些无法洗澡的老人觉得，最后的体面与尊严都没有了；有些老人说，到了晚年，干净的身体是他们换取尊严的唯一方式；有些老人说，自己能洗澡，能独立大小便，是人生最后的体面与尊严。

目前，请专业人员上门助浴一次要花费 200—400 元。

各家有各家难念的经，但是"如何健康地老去"可能是每家每户都要念的经。

希望未来的日子，我们都能自己独立洗澡。

让我们憧憬一下：65 岁以后，约一帮朋友，抱一个团，组一个群，成一个圈。我们一起读没读过的书，一起看没看过的风景，一起品没品过的美食。你看着我老，我看着你笑。我们一起缓缓变老，一起防失智、失能。这是笔者能想到的退休后为建设健康中国出把力的最好办法。

退休后应把"预防失能、失智"排在最高优先级。我们需要保护好自己能独立洗澡的能力。

3. 一个人基本生活能力评价

一个老人或者一个重大疾病患者，我们通过以下六项能力来评估他生活自理的基本能力：

（1）穿衣——自己能够穿衣及脱衣。

（2）移动——自己从一个房间到另一个房间。

（3）行动——自己上下床或上下轮椅。

（4）如厕——自己控制进行大小便。

（5）进食——自己从已准备好的碗或碟中取食物放入口中。

（6）洗澡——自己进行淋浴或盆浴。

如果一个人这六项基本日常生活活动能力有三项或者三项以上丧失了，就标志着这个人丧失了自主生活能力。

除了六项基本日常生活能力，在这里笔者也列举世界卫生组织建议青少年应该学会的六种"生活技能"，这是"认知自我"能力，是另一种生活能力：

（1）了解自身特点，培养自我认识能力。

（2）学会倾听和表达，培养良好的人际交往能力。

（3）认识情绪，培养缓解压力的能力。

（4）理解他人，培养换位思考能力。

（5）有效解决问题，培养应对能力。

（6）避免攻击性言行，培养自律能力。

如果一个老年人，以前这些能力好好的，突然变差了，就要注意是否患有认知衰退症了。

4. 一人失能，全家失衡

家中有失能老人的人说："一人失能，全家失衡。"

目前我国 65 岁以上老人有 2 亿多，其中有 4000 多万老人失能，有 1000 多万老人失智（失智者肯定部分失能或者全面失能）。相比失能而不失智的老年人，失智老人的护理难度更大、费用更高。

目前我国患有不同程度认知障碍的群体已超 5000 多万，特别是在 60 岁以上老年人中，失智症患者已经超过 1500 万，预计到 2030 年和 2050 年，这一数字将分别达到 2220 万和 2898 万[1]。

另外，每年还有 30 万失智新发病例进入失智行列。

人一旦失能失智，不管是在家里养老，还是在机构养老，都可能失去很大一部分自由，随之失去的可能还有尊严。

在养老院，我们会发现有三个老人世界：正常老人、失能老人和失智老人。而失能、失智的老人常常没有外出机会，生活空间只限制在养老院内——甚至是养老院内的一个特定区域。随着病情加重，他们的生活空间一点点缩小，可能只限于一个房间内，最终被限制在一张床上。

相比之下，失智老人的生活是最悲哀的。有些人甚至认为在某种意义上这一段生命是多余的。

但是，人们一直在追求多余的东西。比如，一部新款手机 70% 的功能是没用的；一款高档轿车 70% 的动力是多余的；一套豪华住房 70% 的面积是空闲的；一柜子衣服 70% 的概率是闲置的。我们吃进去的东西，有

---

① 任汝静，殷鹏，王志会，等. 中国阿尔茨海默病报告 2021［J］. 诊断学理论与实践，2021，20（4）：317—337.

30% 以上是多余的，甚至是有害的。

我们可能过多关注了并非真正需要的东西，同时又过度消耗了已拥有的非常重要的东西，比如，健康的身体、宁静的心态以及良好的认知力。

当然，人的生命是如此特殊和珍贵，即使看似多余，许许多多的人也一直向往，坚持不懈，不悔追求。

我们都生活在自己的认知时空里，认知力一旦下降，我们的生活质量必定跟着下降。

5. 最悲哀的老年生态

在笔者的职业生涯里，遇到过真正不怕死的人，但没见过不怕失能、失智的人。当今老年社会，最大的健康危机就是失智症流行。当然，失智必定失能。

随着医学、科学技术不断进步，以往会致残、致死的疾病越来越有可能得到有效医治，人体很多器官坏了甚至可以换。现在肾移植、肝移植、心脏移植的技术都已经非常成熟，移植或许可以解决部分人完全丧失功能的肾、肝、心脏等问题。

但是，脑移植一直处在争论中。当然，即使脑移植的技术也成熟了，脑移植后那个人是"脑供体"作为"他"的标志，还是"身体供体"作为"他"的标志？这个"新人"是属于"脑供体"之家，还是"身体供体"之家？普遍的观点认为，脑子才是人的核心。但是养老的文化好像更重视养体。

如果这样，面对越来越多发的老年人失忆、失智问题，面对我们还缺乏有效医疗手段的老年脑退化疾病，我们应该给予更大的关注和重视。

我们知道，一般情况下年纪越大，记忆力、智力就会衰退得越快，失智症的发病率就越高。有研究表明，65岁以上的老人中有10%会出现失智症，85岁以上的老人中则有50%会出现某种程度的认知衰退或者失智症。

现在开始陆续退休的大部分人将活过85岁，由此可以预见，如果不提早规划，目前每个三代家庭未来几乎都有可能进入失智症困境。

人类追求长寿，但是如果长寿的生命尾段是老年失智症，那么这种追求的意义将大打折扣。

失智症对家庭的伤害是如此之大：

第一，让患者活得不体面，甚至活得没有尊严；

第二，让家人顾此失彼，身心疲惫；

第三，让家庭经济捉襟见肘，寅吃卯粮甚至举债度日。

幸运的是，大多数失智症是可以预防的，或者是可以延缓发病的。

长寿不一定是我们的主要追求，健康地活着才是，优雅地老去也是。毫无疑问，预防失智、失能需要从长计议。人无远虑，必有近忧。

6. 老年失智将成为公众健康危机

根据世界卫生组织（WHO）评估数据，全球患有阿尔茨海默病（简称 AD，老年失智症的主要类型）的人数超过 5500 万人。目前全球平均每 3 秒钟就有一人发病，每年将新增 1000 万例以上的 AD 患者。WHO 预测 2030 年全球 AD 患者将达到 8200 万人，2050 年将达到 1.52 亿人[①]。

中国也不例外。1990—2016 年，中国 AD 年龄标准化患病率增加了 5.6%，明显高于全球的 1.7%。目前中国失智症人数超过 1000 万人，约占全球 25%，位居第一，并以每年超 36 万例的速度增长，预计 2050 年将达到 3000 万人。[②]

更有甚者，我国出现了失智症早年化现象。一部分中年人已经开始面临记忆力衰退和认知障碍的问题，而中年人记忆力衰退和认知障碍可能成为失智症早年化的征兆之一。很多专家预测，在未来的二三十年里，我们今天的很多家庭都可能不得不面临老年失智症的问题。

当然，失智症的发病率加速上升与进入老年化社会密切相关。全球平均寿命最长的地区是中国香港，女性平均寿命为 87.66 岁，男性为 81.7 岁。香港是 AD 的高发区。

日本是全球平均寿命最长的国家。日本也是 AD 高发病率国家。或许今天中国香港的 AD 高发，还有诸如日本一样的 AD 高发病率，就是明天

① 世界卫生组织. 痴呆症［OL］.［2019-07-27］. https://www.who.int/zh/news-room/fact-sheets/detail/dementia.

② 杨昊鹏，索靖东，申贤磊，等. 中国"失智症防治行动"任务清单的建议：基于 WHO 全球行动视角［J］. 中国全科医学，2023，26（07）：775—779，782.

我们不得不面对的现实问题。

我国年满 65 岁的老年人口已经超过 2 亿。在老年人口中,有超过 20% 的人会出现轻度认知障碍(MCI),按此比例计算,我国患有 MCI 的人可能超过 4000 万人。

失智症是全世界老年人致残和依赖他人照顾生存的主要原因之一。另外,我国每年发生老人走失事件约 50 万起,平均每天有 1370 起老年人走失,大多数走失老人是 AD 患者和精神病人。走失老人对家庭和社会都会造成巨大的压力①。

失智症已经给我们带来了巨大而复杂的挑战,因此,WHO 呼吁各国要将失智症视为至关重要的重点公众健康问题加以解决。

---

① 中国社会救助研究院. 中国老年人走失状况白皮书〔OL〕.〔2019-07-27〕. http://www.chinanews.com/sh/2016/10-09/8025356.shtml.

7. 失智症将成为全球最严重的疾病负担

尽管本文题目中用了"最严重的疾病负担",但对于大多数人来说,它是"未来的",不是燃眉之急,所以大家现在未必会重视。

如果政府、组织、家庭、个人不采取切实有效的防控措施,随着我国老年人口的不断增加,失智症人数的增长速度必定会继续加快。发病率快速上升的失智症,正在加速耗费大量的社会资源——这当然包括家庭经济和人力资源。

来自许多国家的报告显示,阿尔茨海默病(AD)是治疗成本最高的疾病之一。以英国为例,AD 病人每年医疗和照料的费用是其他同龄老人的 3 倍到 20 倍,而且持续时间长。大多数 AD 病人在确诊后的生存期为 3—11 年,有部分患者长达 20 年以上。这些治疗和相关照料需要大量的持续的资金投入。

全球的 AD 医疗和相关照料费用,2015 年估计为 8180 亿美元,相当于全球生产总值的 1.1%,2030 年估计相关费用将达到 2 万亿美元。这些费用仅有 20% 用于医药费,而高达 80% 的是照料费用和其他成本。

我国神经病学家贾建平教授指出,中国 AD 患者人均年花费高达 13.2 万人民币,而且随着年龄的增加,相关费用明显增长。根据患病趋势预测,到 2050 年,我国 AD 所导致的经济负担将高达 49230 亿元。[①]

当然,预防才是治疗疾病最节省的方法。在出现主观认知下降和轻度认知障碍的时候进行干预,才可能使失智症防控事半功倍。

---

① Jianping J, Cuibai W, Shuoqi C, et al. *The cost of Alzheimer's disease in China and re-estimation of costs worldwide* [J]. *Alzheimer's & Dementia*, 2018, 14 (4): 483—491.

8. 医院和医生应对不了失智危机

当我们生病时，大部分人的做法是去医院找医生，尤其是面对一些重大疾病的时候。比如，四大严重危害人类健康的疾病——心脏病、糖尿病、脑卒中和恶性肿瘤。治疗这类疾病应该去医院找医生，因为医院才有更好的资源、更好的专业手段，治疗的效果是肯定的。

但是，面对汹涌而来的失智症，面对死亡率持续上升的失智症，特别是面对晚期失智症，医院和医生可能也没有什么好办法。

失智症是一场爆炸式增长的危机，卫生系统根本应对不了。

很多发达国家都是在经过对心脏病、糖尿病、脑卒中和恶性肿瘤的系统防控以后，并且在这四大疾病的发病率、死亡率开始下降的时候才面对失智症危机的。而在中国，在肿瘤、心脑血管疾病和糖尿病的发病率还在上升的同时，又迎来了失智症发病率的快速上升，这将使失智症危机变得更加严重。

一般而言，一个老人得了肿瘤、心脑血管疾病和糖尿病，综合医院或者专科医院都可以收治。但是失智症是不可能依靠这些医院收治的，他们只能选择养老院和老年病医院，而目前我国大多数养老院又没有足够的能力收治数目庞大的失智症患者，老年病医院的收治能力更是严重不足。

2021年我国县级以上老年病医院共有124家，其中民营24家、三级老年病医院2家。

全球公众健康专家、联合国前艾滋病规划署执行董事皮特·皮奥特博士称：由于全球老龄化人口激增，失智症尤其是AD，已经成为一枚"定时炸弹"。他说，如果世界需要警示的话，那么需要警示的就是这个全球性的危机。除了至少像对待 HIV/AIDS 一样重视 AD 之外，我们没有其他更好的选择。

任何国家的医疗卫生系统仅凭一己之力是应对不了失智症危机的。应对失智症危机，除了政府、医疗卫生系统，更应该强调个人、家庭、社会的参与和责任。

9. 越来越多的家庭将出现失智症噩梦

我国阿尔茨海默病（AD）的患病率约6%—8%，当前有1000万—1200万AD患者。预计我国2050年失智症患者人数可能达到3000万人。

家庭中因有一个失智症病人导致的人力物力负担，相比其有一个其他疾病病人（比如肿瘤、冠心病）的负担要重得多。

无论从身心精神，还是从人力物力来看，失智症都将渐渐成为越来越多家庭的噩梦。

确实，老年社会的最大负担是疾病负担，而最重的疾病负担是老年失智症。有这样的描述：老年失智症夺走了我们至亲的灵魂，还折磨着他身边的人。令失智症患者配偶及子女最痛苦的地方是，看着他一点一点地忘记自己和家人，而亲人们却无能为力。

事实上，全社会对失智症的重视度远低于其他重大疾病。调查显示，绝大多数失智症患者都是在家庭中进行照护的，83%的失智症照料者是患者的家人和朋友。照料失智症患者的重担常常压到一个人身上，由于照料者自身的社交生活和睡眠受到严重影响，照料者常常出现身心疲惫、抑郁、焦虑等各种身体和精神问题。

美国国家衰老研究所调查表明，最常照料失智症患者的是其配偶，这些人自己的年纪也不小，并且很多人自己也有这样或那样的健康问题。

著名心理学家陆晓娅在她的专著《给妈妈当妈妈》①中写到她护理患有老年失智症妈妈的体会："不要把无私奉献当成一个满分的追求。从照

---

① 陆晓娅. 给妈妈当妈妈［M］. 桂林：广西师范大学出版社，2021.

顾者的角度，有一个概念叫'喘息时间'，照护者因为长期陪伴患有失智症的老人，如果得不到喘息，就容易出现抑郁症等身体和精神问题。"

北京协和医院神经科张振馨教授经过长期的调查发现，我国失智症患者的照料者中96%的人未经过正规培训，也就是说，照料失智症患者的人绝大部分是业余的。

那么，如果有一天，我失智了，谁来照顾我？照料者经过培训了吗？

或许，我多虑了。

为了应对失智症，需要政府、社会、家庭和个人的共同合作，也需要方方面面的努力。在这个问题上，毫无疑问，我们每个人都不能置身事外。

"积极准备"是最好的应对办法。假使我们不能完全避免噩梦的来临，至少我们可以让噩梦来得更晚一些，程度更轻一些，过程变得更短一些。

事实上，"积极准备"就是想追求一种人生状态，一个没有疾患困扰、没有病痛侵袭、尽可能长久地做我们想做的事情的完美人生。

10. 世卫组织失智症全球行动计划

深度老龄化社会最棘手的事情就是老年失智和残障。事实上，在全世界范围内，失智症的发病率正在以令人恐惧的速度上升，已经成为全球严重的公共卫生危机问题。

降低失智症的风险，需要我们提高认识，积极行动。为此，WHO发起"全球行动计划"（以下简称"计划"），在七个重点领域提出如下建议：

（1）将失智症作为公共卫生优先事项。"计划"建议各国将失智症纳入公共卫生优先事项。

（2）提高对失智症的认识。"计划"建议各国设立失智症意识提升项目，制订失智症友善计划。

（3）降低失智症风险。"计划"建议各国努力降低失智症的风险因素。

（4）提升诊断—治疗—护理水平。

（5）支持照护人员。"计划"建议各国努力为失智症的护理人员和家人提供支持。

（6）改善信息系统。"计划"建议各国加强失智症信息管理系统建设。

（7）促进研究与创新。"计划"建议各国提高促进失智症研究与创新的力度。

世卫组织总干事谭德塞说："失智症不仅剥夺了数百万人的记忆、独立性和尊严，也夺走了我们所熟悉的亲人。但令我们痛心的是，失智症患者未能得到全世界的关注。四年前，各国政府达成了一项明确目标，旨在改善失智症护理。但仅有目标是不够的，我们必须采取协调一致的行动，确保所有失智症患者都能得到其应有的支持和尊严。"

11. 女性更年期引起的危机

莫言曾在其著作《丰乳肥臀》中这样描绘："在广袤的土地上，有一位母亲，她以丰乳肥臀的姿态，孕育了无数生命，也承载了无数故事。"在莫言笔下，母亲的丰乳肥臀不仅仅象征着生命的起源和滋养，更深层地，它代表着生命的坚韧与传承。面对生活的种种磨难，母亲从未放弃，她用自己的身体和精神为子女筑起了一道坚固的屏障。女性，是组建一个家庭的核心，是生命的孕育者、承载者。妇女对家庭、民族、国家都很重要。女性的身心健康，不仅关系到女性自身，而且还关乎家庭安宁、人类繁衍和社会进步。

众所周知，阿尔茨海默病（AD）是一种老年病，是全球公认的导致痴呆症的主要原因，影响着全球约 3500 万人，女性 AD 患者约占 70%，而且女性患 AD 的终生风险高于男性，疾病进展率高约 3 倍，特别是绝经后。女性为何会有这样"不公平"的待遇，原因一直尚不清楚。有人认为，睡眠不足、长期压力等可能是造成女性 AD 高发的原因；也有人提出，携带特定风险基因如 ApoE4 基因的女性患上 AD 的风险更高；还有人认为，这跟女性停经后激素降低有关，然而上述猜测均未有实质证据证明。

直到 2023 年 3 月 3 日，由中国科学院深圳先进技术研究院的叶克强教授和西奈山伊坎医学院 Mone Zaidi 教授团队刊登在 *Nature* 上的研究揭示了重要发生机制，首次认为卵泡刺激素（Follicle Stimulating Hormone，FSH）的增高是女性比男性更容易罹患 AD 的重要原因。叶克强教授团队结合前期研究发现，C/EBPβ/AEP 通路的激活是导致神经退行性疾病的核心推动因素。在此项研究的基础上，研究人员进一步发现女性在绝经期间，容易发生显著变化的激素中 FSH 是 AD 重要致病因素。FSH 可以直接作用于海马和皮质神经元，加速 β 淀粉样蛋白（Aβ）和 tau 蛋白沉淀，给 AD 病理发展按下"加速键"。也就是说，FSH 是老年女性比男性更易罹患 AD 的重要原因。

女性在围绝经期前后，体内多种激素的水平变化显著。由腺垂体分泌的 FSH 就是其中一种核心激素，含量急剧升高至 10 倍以上。这个阶段，通常是在 42 到 52 岁之间，女性常常出现认知能力的暂时下降，主要是语言记忆。其实，在女性和男性体内都有 FSH，分别促进卵巢和睾丸产生配子，只是同年龄段老年男性体内，FSH 的水平仅增高 2—3 倍。

因此，关爱女性健康，关爱围绝经期女性健康，是社会的责任，更是家庭每一位成员的责任。

第三章

健康地老去

1. 健康的重要性

世界卫生组织对健康的定义是：在身体上、精神上和适应上完全处于良好的状态，而不是单纯地指无疾病或不虚弱。因此，现代人的健康内容包括躯体健康、心理健康、心灵健康、社会健康、智力健康、道德健康、环境健康等。健康是人的基本权利，是人的基本需求，是人生最宝贵的财富，是生命存在的最佳状态，是生活质量的基础，是经济社会发展的基础条件。

健康有着丰富而深蕴的内涵，按照世界卫生组织给健康所下的定义，具体可将其解析为以下几方面：

（1）精力充沛，能从容不迫地应付日常生活和工作。

（2）处事乐观，态度积极，乐于承担任务，不挑剔。

（3）善于休息，睡眠良好。

（4）应变力强，能适应各种环境变化。

（5）对一般感染和传染病有一定的抵抗力。

（6）体重适当，体态均匀，身体各部位比例协调。

（7）眼睛明亮，反应敏锐。

（8）牙齿洁白，无缺损，无痛感，牙龈正常，无蛀牙。

（9）头发光洁，无头屑。

（10）肌肤有光泽，有弹性，走路轻松，有活力。

也就是说，一个健康的人不但要有强壮的体魄和乐观向上的精神状态，并能与其所处的社会及自然环境保持协调的关系。

实现国民健康长寿，是国家富强、民族振兴的重要标志，也是全国各族人民的共同愿望。2016 年 10 月 25 日，中共中央、国务院印发《"健康中国 2030"规划纲要》，将健康上升为国家战略。健康中国建设是稳增长、促改革、调结构、惠民生的必然要求。

"健康中国 2030"指导思想

坚持以提高人民健康水平为核心，以体制机制改革为动力，以普及健康生活、优化健康服务、完善健康保障、建设健康环境、发展健康产业为重点，把健康融入所有政策，加快转变健康领域发展方式，全方位、全周期维护和保障人民健康。

"健康中国 2030"战略主题

共建共享：共建共享是建设健康中国的基本路径。从供给侧和需求侧两端发力，统筹社会、行业和个人三个层面，形成维护和促进健康的强大合力。

全面健康：是指建设健康中国的根本目的。立足于全人群和全生命周期两个着力点，提供公平可及、系统连接的健康服务，实现更高水平的全民健康。

2. 衰老是自然规律还是一种病

所谓衰老，简单地说就是生物细胞的数量减少以及功能下降。绝大多数生物都要经历衰老的过程，也有些生物不会衰老，如狐尾松、水螅、海月水母、灯塔水母等。

人为什么会衰老？抗衰老科学家大卫·辛克莱教授认为，衰老是先天的基因＋后天的损伤引发的[①]。

衰老的先天因素

在人体的基因组里存在 20 多个基因生存回路，这些相关基因能使生命更长寿、更健康，被称为长寿基因。经过对同卵双胞胎的研究表明，基因对寿命的影响估计在 10%—25%。

研究显示，能激活长寿基因并维护健康的方法包括：

（1）某些运动。

（2）某些饮食模式。

（3）间歇性禁食。

（4）一定时间暴露在高温和低温环境中。

（5）"兴奋效应"模拟分子。兴奋效应是一个核医学名词，表示在低剂量照射条件下导致细胞存活率高于无辐照的对照组的现象。

---

① 大卫·辛克莱，马修·拉普兰特. 长寿：当人类不再衰老［M］. 宋冬华，译. 北京：中信出版社，2022.

衰老的后天因素

后天伤害对寿命的影响估计在 75% 以上。人体的下列伤害会引发人体组织细胞衰老：

（1）干细胞耗竭了。干细胞是一类具有自我更新、自我复制能力的多潜能细胞，是各种组织细胞更新换代的种子细胞。有研究者认为，细胞的衰老和减少是由干细胞减少引起的。

（2）细胞核染色体 DNA 末端的端粒缩短。人体细胞更新需要 DNA 作为模板，端粒是 DNA 的保护"帽"，其长度反映细胞的复制史及复制潜能。当端粒缩短到一定程度，DNA 就不能用了，细胞就无法复制更新了。

（3）基因组或者表观基因组损伤了。各种各样的损伤导致细胞基因组不稳定，或者控制基因开关的表观基因组改变了。如果把基因组比喻为计算机，表观基因组就是软件，是表观基因组指导细胞成为哪种类型，以及它应该保留什么。比如太阳或 X 射线照射造成 DNA 损伤之后，特别是当表观基因组发生根本损伤后，干细胞"种子"就会复制变成一个乱七八糟的细胞组。

（4）线粒体功能障碍。线粒体是人体细胞制造能量的结构，为细胞的各种生命活动提供能量。如果线粒体功能障碍，细胞就无法获得能量。

（5）蛋白质内稳态丧失。维持健康的蛋白质不稳定了，细胞的活动就会出问题。

（6）代谢变化引起细胞营养失调。

（7）衰老而没有功效的细胞堆积。

（8）细胞间信息交换错误，产生炎症分子。

衰老是一种疾病

大卫·辛克莱认为，衰老是一种疾病，且是所有疾病的源头，未来完全可以通过一些干预手段延长健康寿命。

干预手段包括：

（1）减少 DNA 的人为破坏，如不抽烟（二手烟）、注意防晒、少照 X 光、少喝啤酒、少吃烟熏食品等。

（2）能激活长寿基因的生活习惯：

①适量禁食或少吃，利用挨饿的时间让我们的身体进入生存回路状态；

②定期高强度锻炼，增强线粒体的活性，提高身体机能；

③不定期暴露在寒冷和炎热中，特别是适当挨冻，可以激活棕色脂肪中的线粒体；

④多吃植物蛋白，少吃动物蛋白。

3. 基因负责上膛，环境扣动扳机

我们知道，人生一定会在某个阶段走向衰老。而决定某个器官走向衰老拐点的因素除了基因，还有生活习惯、工作方式、心理特点和周遭条件等外部因素。它们之间的关系，就像一场免疫战争，有人形容为"基因负责上膛，环境扣动扳机"。

我们人体细胞的遗传物质叫染色体，组织细胞的再生、更新需要染色体作为"模板"来复制。

染色体末端的结构叫端粒，对染色体起到保护作用。科学已经证明，人体细胞端粒（染色体末端的部件）的长短与健康、衰老、寿命等密切相关[1]。

所以，有专家说，我们的生理年龄并不取决于出生日期，而取决于体内细胞端粒的长短。

人出生时体内的端粒是完整的，然后每年平均缩短约15—20个碱基，至35岁时细胞端粒长度只有出生时的75%，至60岁时端粒长度只剩出生时的一半。

端粒缩短得越快，人体的再生能力就越差，人就会变得越发衰老，器官功能亦会随之变差，患病的可能性则越来越大。

在生活中，有四个因素对端粒的影响较大。

第一，不良的饮食会加快端粒的缩短。

第二，不良的睡眠会加快端粒的缩短。

---

① 伊丽莎白·布莱克本，艾丽莎·伊帕尔. 端粒：年轻、健康、长寿的新科学［M］. 傅贺，译. 长沙：湖南科学技术出版社，2021.

第三，压力感会导致端粒缩短。注意，是"压力感"而不是压力。比如，都是第一次做母亲的人，照料3岁以内的孩子，心理都会有压力，压力的评分可能都是一样的，但是压力感不一样。如果这个母亲觉得心理压力不算大，跟小孩的互动还很开心，她的端粒就不会缩短；如果这个母亲长时间觉得有很大压力，无法享受跟孩子的互动，她的端粒就会缩短。所以，缩短端粒的不是压力事件本身，而是压力感，是你对事件的感受。

第四，负面情绪加快端粒的缩短。长期的、严重的负面情绪，包括敌意、悲观、抑郁、"耿耿于怀"等，会对端粒产生重大影响，会缩短端粒，加快衰老。

4. 预防残障是退休后的首要任务

人老了如果不残不障，只是有一些轻度的慢性病，问题倒也不大。这类人退休后，可以发挥余热，可以完成未了的愿望，延长自己的生命价值。

特别需要强调的是，当人们逐渐进入老年后还有些特殊性：

第一，当我们退休开始养老时，很大概率父母还在，我们中大部分人将和父母同时养老。如果我们的父母有一个甚至两个已经残障，会是什么情形？

第二，现在进入退休的大多数人只生育了一个孩子。从1980年到2016年，我国实行了30多年的独生子女政策，诞生了1.76亿独生子女。也就是说，约有1.76亿对父母只有一个孩子。由于政策的惯性作用，现在独生子女的数量势必达到2亿以上。独生子女现象可能加大每个养老家庭和整个社会的养老压力。

第三，我们这批人进入老年后，发生残障的比例可能不低。这一代人小时候整体上缺衣少食，参加工作后暴饮暴食、玩乐失衡，过早消耗了健康的根基。

从这个意义上说，预防残障可能是我们退休后最重要的个人责任。

我们自己是健康的第一责任人。

联合国儿童基金会前执行主席詹姆斯·格兰特曾说，无论是工业化国家，还是发展中国家，目前都站在标记清晰的通往人类保健之路的十字路口。如果我们依赖医疗技术的道路，那么它将是一条崎岖陡峭的路，它将越来越多地消耗我们的资源，而取得的成就却越来越少，能够通过这条由于费用昂贵而日趋狭窄的谷道的人也越来越少。

相反，如果我们选择的路是在群众中普及卫生科学知识，使他们掌握自身健康的命运，那么，这条路就会越走越宽广。

人们总是觉得，金钱的力量无比强大。但是在两个时候——健康已经丢失的时候和生命即将结束的时候，人们会发现，金钱也无能为力，无计可施。

现代生活给我们带来了生活的极大舒适，但也让我们面临体质变差、体能下降甚至罹患疾病等问题。

约翰·奈斯比特在《大趋势》[①]一书写到："我们听任自己成为无所作为的旁观者，不仅把医疗机构所胜任的责任——治愈创伤和严重疾病——交给了医疗机构，而且把事实上只属于我们自己的责任——照顾自己健康和安适的责任也交给了医疗机构。"

确实，我们会习惯于享受，会贪恋于舒适，会推卸掉本该我们自己承担的健康责任。

---

① 约翰·奈斯比特. 大趋势——改变我们生活的十个新方向［M］. 梅艳，译. 北京：中国社会科学出版社，1984：1—2.

5. 在生活节奏加速的今天如何促进健康

WHO 推荐的健康促进方法包括：

（1）均衡营养：WHO 推荐了健康饮食的指导方针，鼓励摄入充足的蔬菜、水果、坚果、全谷物、健康蛋白质和脂肪等，并限制糖和盐的摄入。

（2）体重控制：尽量将体重指数控制在 18.5—24.5 范围内。

（3）体育锻炼：WHO 呼吁每周至少进行 150 分钟的中等强度有氧运动，如快走、骑自行车或游泳，以提高心肺功能，并加强肌肉和骨骼锻炼；晚年推荐步行、园艺、广场舞等。

（4）应付紧张：要学会放松技巧，学会寻求支持，有效的时间管理也可以平衡工作和生活，减轻压力和负担。

（5）个人成长：培养良好的生活习惯，建立良好的人际关系，设立明确的生活目标，提高自我的管理能力，坚持不断地自我反省。

（6）良好睡眠：改善睡眠，成年人保证每天 7—8 小时的优质睡眠；与每晚睡眠过多或过少的人相比，每晚睡眠 7—9 小时的人预期寿命平均延长 5 岁。

而我们根据我国的国情和居民生活习惯整理的健康促进干预六大行动是三个优化和三个管理，分别是优化饮食、优化运动、优化睡眠和管理压力、管理环境、管理风险[1]。

---

[1] 许岸高，邓光华，主编. 健康十大行动 [M]. 广州：广东人民出版社，2012.

6. 退休是人生道路上的分水岭

人类越来越长寿和富有，但幸福和快乐似乎并没有随之相应增加，甚至越来越少了。

英国在 1957 年调查时发现，表示自己感到很幸福的国民占被调查人数的 52%。但是到 2005 年调查时感到很幸福的国民只剩下 36%。而在这段时间里，英国国民平均收入提高了 3 倍，平均寿命也大幅度提升。

有资料显示，美国近 40 年抑郁症的患病率提高了 10 倍。活得开心、幸福的美国人越来越少。

其他发达国家也有类似情况。

与之相似，近几年我国成年人和儿童的焦虑症和抑郁症患病率也在快速上升。

我国经济在飞速发展，人民也越来越富有。按照国际通用评价标准，1979 年我国有钱人占总人口的 15%，到了 2006 年这个数字上升到 27%。这些有钱人的每周工作时间平均约为 50—60 个小时，并且他们每小时工作所换来的钱变得越来越多。

人们不禁发问，我们在变得长寿、富有之后，为什么反而不开心、不幸福呢？

有观察者说，当一个人每小时工作所换来的钱越来越多时，他就越来越舍不得去休闲，会觉得休闲损失太大。所以就出现一个社会现象——有钱的人工作越来越忙，也越来越有钱；同时越来越没有时间消费，最后连幸福的时间都没有了。

人类才智是人类进步的核心。人类才智分为技术才智和社会才智，技术才智促使技术革新，使社会更先进、更富有，让我们更舒适、更长寿；社会才智创造新的生活方式，使技术革新能够惠及个体，让我们更健康、更幸福①。

退休人员可能更有推进社会才智的机会。

退休是根据国家有关规定，劳动者因年老或因工、因病致残，完全丧失劳动能力（或部分丧失劳动能力）而退出工作岗位。因此，退休是人生道路上的分水岭，是休闲与工作的分水岭，也可能是疾病与健康的分水岭。所以，退休后的选择非常重要。

退休者告别了自己的前半生、告别职场、告别被束缚的生活，开启自己的下半生，做自己想做的事，做自己喜欢做的事，做自己应该做的事，真正地做自己。

退休是一次与自然亲近的机会。当我们告别繁忙的都市生活，来到大自然的怀抱中时，一切都变得宁静而和谐。我们可以在晨光中散步，呼吸到清新的空气，聆听鸟儿的歌唱；我们可以在夕阳下泛舟湖面，感受水波的涟漪，触摸大自然的温柔。退休让我们有时间去欣赏大自然的美，去感受它的力量和生命的韵律，这是一种无与伦比的享受。

退休是一次与家人共度美好时光的机会。长久以来，因为工作的忙碌和压力，我们常常无法抽出时间和家人共度时光，瞬息万变的世界，也让我们错过了许多珍贵的时刻。然而，退休的到来改变了一切。我们可以陪伴家人，与他们一起分享生活的点滴，一起建立更深厚的感情。

退休是一次与自己和谐相处的机会。生活中的忙碌和压力常常让我们迷失自己，远离内心的声音，而退休给了我们重新认识自己的机会。我们可以追求自己一直以来想要做却无法实现的梦想，可以追寻内心的真正渴望。

退休是一次享受身心健康的机会。长期的工作压力和忙碌往往使我们的身体和心理都承受了很大的负担，退休后我们可以拥有更多的时间去照顾自己的身体和心灵。我们可以养成良好的生活习惯，多锻炼身体，保持健康的体魄；我们可以学会放松自己，享受宁静的时光，保持健康的心

---

① 琳达·格拉顿，安德鲁·斯科特. 百岁人生：长寿时代的生活和工作［M］. 吴奕俊，译. 北京：中信出版集团，2017.

态。退休不再是被工作所消耗，而是通过身心的调适来重新获得生活的活力和能量。

退休了，并不意味着生活失去了乐趣，相反，它是一个拥有更多时间和机会去完成自己的梦想、追求理想、享受生活的时期。

退休了，并不意味着停滞不前，相反，它是开始全新生活的机会。我们需要创造新的生活方式，创造新的人生故事。我们追求梦想，我们追求长寿，而长寿的最佳归宿应该是无疾而终……

7. 退休后当如何待人处世

老年人在退休生活中当如何待人处世？有人提出"九个切记"[①]：

第一，切记岁数大了不是本钱。心里不要那么多"应该""不应该"。在当今社会，人家喊你一声"老头儿"没有什么错，叫你一声"老先生"是对方教养好，对你尊重。有人给你让个座，一定要说声"谢谢"，那是有幸碰到了一个好人。

第二，切记不要总"想当年"。那并不是人人爱听的话，如今不是所有人都愿意接受你的光荣历史和苦难经历，时代毕竟不同了。你吃过的野菜，现在变成高档佳肴；你垦荒造田，现在变成破坏生态。因此，"想当年"的话题要适可而止。

第三，切记少管闲事，特别是家中的事。孙辈的教育是子女的事，不是你的责任。与子女相处，千万不要啰里啰唆，要有正确的定位，既要到位又不能越位或错位。大事表个态，听不听别计较。

第四，切记年轻人一定比你忙碌。你想孩子了，可以打个电话；孩子想你了，可能连打个电话的时间也没有。千万要记住，为这种事情较真、抱怨并不值得，多了会"两败俱伤"。孩子来了，千万不要找理由强留着，能抽出几分钟来看你就是好事了。如果不给孩子一个宽松的环境，今后看你的时间会越来越少。

第五，切记自愿付出的别想着要回报。不要总把为别人做的那些事挂在嘴上。"尊老爱幼"，永远要把"爱幼"放在第一位。因为朝阳总比夕

---

① 上海市老年教育教材研发中心. 老年心理保健自助手册 [M]. 上海：上海教育出版社，2020.

阳更美好。记住"付出"时送给别人的东西，千万不要想着要回来，那会让别人不愉快。

第六，切记不要总想着改变别人。大冷天邻居家女孩子穿短裙丝袜，那是人家喜欢；老伴做事丢三落四，那是多年养成的顽疾。其实你也很难改变，与其这样，不如和平共处，总比指手画脚更让人喜欢。

第七，切记邋邋遢遢也不是小事。要整洁干净，别因为自己邋邋遢遢影响家庭生态。要知道你的穿戴整洁不是个人的事情，那是家庭的招牌和子女的脸面。你自己不在乎，但很多人是在乎的。

第八，切记千万不要把家里的东西样样都存起来，像个旧货店、杂货铺，有些东西要及时更新，有舍有得。

第九，切记不要老想靠子女消除寂寞，根本还要靠自己。放飞是小家庭的梦想，即使自己独守长夜也要勇敢面对。广交朋友，经营友谊，才是老年人应当尽早做的事。这样，当你不能走动、外出时，依然可以给这些新老朋友打个电话，去交流美好的话题。

8. 什么样的性格更利于长寿

性格是人的性情品格，是人对现实稳定的态度，以及与这种态度相应的、习惯化了的行为方式中所表达出来的人格特征。

性格是在社会生活实践中逐渐形成的，具有一定的稳定性，但这种稳定性并不是一成不变的，而是会随着社会经历、生活环境等外界的重大变化出现一定程度的转变。

人的性格如同人的面貌一样千差万别，由于各人所处的客观环境不一样，加之先天的素质不同、社会实践的不同，形成了各种各样类型的性格。有的人开朗乐观，有的人自寻烦恼，有的人热情，有的人冷漠。心理学家以各自的标准和原则，对性格进行了研究，发现性格和健康存在一定的关系，甚至可能会影响人的寿命。

据英国《每日电讯报》报道，长寿与老年人的性格密切相关。总结起来，不外乎以下六点：

第一，认真。办事认真的人不仅有好的健康习惯，还有稳定的工作和婚姻，因而生活满意度较高。

第二，擅于交往。经常与家人和朋友交流能让人头脑冷静，知晓生命的意义，更有利于长寿。老年人可以通过兴趣爱好广泛交友。

第三，乐观。长寿老人大都胸襟开阔，心态平和，遇事不怒，轻松大方，没有压力。乐观之所以能产生积极的作用，主要是每个人对事情的积极态度起到调节作用，乐观的人更愿意做一些促进健康的行为，同时也会更容易获得其他的社会支持。

第四，乐于助人。心理学家研究发现，真心实意地帮助他人可以增寿。这是因为受到神经传导素垂体后叶素的影响，会自然而然地刺激激素产生作用；同时，垂体后叶素还有益于增强免疫力。

第五，坦然接受衰老。衰老是谁也逃脱不了的自然规律，当衰老真正开始降临在自己身上时，就要调整好心态。

第六，接受新事物。在我们身边也经常能看到许多精神矍铄的老人，他们乐于接受新事物，活得很健康洒脱。说到底人老了，身体好且心态年轻才最幸福。

9. 努力缩短需要他人护理的时间

人均预期寿命是衡量一个地方文明的卫生指标。但是，我们需要关注一个更精准的概念——人均预期健康寿命。国际上已经公认，人均预期健康寿命才是衡量一个地区健康状况更严格、更有意义的指标。

健康可以导致长寿，但长寿不一定就代表健康。

理性告诉我们，一直通过医疗手段延长的寿命，与健康的寿命比，其价值是不可同日而语的。医疗手段延长的寿命，对其本人而言，有时候是无效的寿命。

所以，在测量生命数量（即长度）的同时，还要测量生命的质量，健康寿命（年）正是这样一个指标：健康寿命年＝寿命年－需要他人护理的时间（年）。笔者把需要他人护理的时间称为"残障年"。

2019年中国男性预期寿命和健康预期寿命分别是74.7岁和67.2岁，也就是说，我国男性一生平均有7.5年是处于"残障年"，是需要他人护理的。而女性预期寿命和健康预期寿命分别是80.5岁和70.0岁，也就是说，我国女性平均"残障年"有10.5年。

当然，就个体而言，可能有的人一辈子都健康，最后无疾而终；也有的人一辈子大部分时间都需要人护理，然后病逝；而其中更多人可能是老了以后残障了八九年，最后走到生命的终点。

老年化社会越严重，平均"残障年"就可能越长。在日本，平均"残障年"男性约9年，女性约12年。

毫无疑问，残障生存会严重影响一个人以及整个家庭的生活质量。幸福的生活应该是一个人不但要活得长久，而且要健康地活得长久。

有数据说，60% 的人在生命的最后 28 天花掉了一辈子的积蓄。

所以，有人说：保护好自己的健康，自己不受罪，家人不受累，减少医药费，有益全社会。

10. 老年人更需要意志力

夏伯渝，男，1949 年出生于重庆，中国登山家，中国登山协会成员，中国第一位尝试攀登珠峰的残疾人。1975 年，夏伯渝登珠峰时因帮助队友，导致自己因冻伤而双小腿被截肢。尽管如此，他并未放弃自己登顶珠峰的梦想。

2018 年 5 月 14 日 10 点 40 分，夏伯渝成功地登上了珠穆朗玛峰，成为中国第一个依靠双腿假肢登上珠峰的人；2018 年 12 月，他入选感动中国 2018 候选人物。2019 年 1 月，他当选"2018 北京榜样"；2 月，荣获 2019 年劳伦斯世界体育奖·最佳体育时刻奖；9 月 3 日，《2020 年吉尼斯世界纪录大全》出版，中国登山家夏伯渝入选。

由此可看出，夏伯渝是意志力极其坚定的人。只有坚定的意志力，才能让人在面对困难和挫折的时候，依然保持积极向上的良好心态。

"意志力"是心理学中的一个概念，是指一个人自觉地确定目的，并根据目的来支配、调节自己的行动，克服各种困难，从而实现目的的品质。意志力是人最重要的心理素质，是我们的"精神钙质"。

意志力是有目的性的，我们每个人做事都是为了实现目标。有了目标，人们就会激发出符合目标的行为，也能主动去防止不符合目标的行为的出现。意志力行动效果的大小是以人的目的水平的高低和社会价值为转移的。目的越高尚、越远大、越有社会价值，意志力表现水平就越高。意志力很重要，是每天我们都会用到的。比如为了完成某个任务，就需要我们调用意志力，花费时间、精力、金钱，还要不断地努力。

意志力是与克服困难相联系的，克服困难的过程也就是意志行动的过程。人的意志力坚强与否、坚强程度如何，是以困难的性质和克服困难的难易程度来衡量的。心理学研究发现，良好的意志力水平，能让我们的生活有序、可控，杜绝不良的习惯。

老年人因为有更丰富的人生和情感经历，退休后，空闲时间相对较多，生活通常比较稳定、安静，心态也会更平和、从容，因此一旦确认了目标，就不容易受外界环境的影响而改变。而且老年人的忍耐力品质往往比年轻人更坚忍，更愿意按照计划主动调适自己，耐心地做完事情。在意志力特点方面表现为愿意为了达成目标花费更多的时间，投入更多的精力。老年人要想培养出强大的意志力，需要从多个角度、多个方面来做。就像为了做出一盘好菜，从选料到火候，再到调味料的搭配等都是缺一不可的。

研究发现，意志力顽强的人与意志力薄弱的人，都会觉得做某件事情的过程不愉快，但区别是意志力顽强的人会为了目标不放弃，成为一个意志力强大的人。拥有积极正向意志力品质的人，更容易心怀希望，乐观豁达。每个人都希望得到幸福，老年人会更敏感于生命的不确定性，从而也更渴望得到持续而稳定的幸福。

11. 百年人生，如何结题

我们越来越有希望度过百年人生。

在过去这 200 年，每隔 10 年人类的平均预期寿命就增长两岁左右。照此来看，21 世纪初出生的人有一半的概率能活到 100 岁[①]；如果你现在 40 岁，你有 50% 的概率活到 95 岁；如果你现在 60 岁，你有 50% 的概率活到 90 岁或者 90 岁以上。

伦敦商学院的经济学教授 Andrew Scott 和 Lynda Gratton 预言：人类的寿命正在飞速递增，每个人都有可能活到 100 岁，或者至少接近 100 岁，我们这辈子将会迎来一个非常漫长的人生。

谷歌首席工程师 Ray Kurzweil 也说："在我看来，到 2029 年左右，人类会来到一个临界点，人类的寿命将不再是通过出生的日期到活着的时间来进行计算，那时，人类每年所延长的寿命会比已经走完的时间还要长。"

这个预言不一定准确，但是人类越来越长寿是不争的事实。从 2000 年至 2019 年，全球预期寿命增长了 10% 左右，健康预期寿命也从平均 59 岁增长到 63 岁以上。

也有专家预言，再过 10 年，一个人如果没有死掉，后面的生命就交给纳米机器人管理。出现长出肿瘤或者血管堵塞等状况，纳米机器人会去解决，生命会相当的长。

我们 60 岁退休，如果活到 100 岁，退休后还有 40 年的人生。打个 7.5 折，我们也还有 30 年的生活要过。

[①] 琳达·格拉顿，安德鲁·斯科特. 百岁人生：长寿时代的生活和工作 [M]. 吴奕俊，译. 北京：中信出版集团，2017.

如何度过人生的后半阶段，是选择的结果，也是人生的结题课程。

抗衰老科学家、哈佛医学院遗传学教授大卫·辛克莱曾被《时代》杂志评选为"全球具影响力百大人物"，他在新书《长寿：当人类不再衰老》中从"老化是万病之源""老年医疗的尴尬现状""我们将如何治愈老化"三个方面对衰老和长寿进行了探讨。这本书提醒工程、科学、医学、心理学、音乐、娱乐和管理等重要领域的研究者们，要关注抗衰、长寿、健康，应逐渐摒弃现有的人均寿命80岁的社会框架，而要用人均寿命100甚至120岁的框架来重新思考社会保障、教育培训、政治体制、医疗研发、资源重组等问题。大卫·辛克莱认为，谁能够提前布局、合理规划，谁就能走在世界的前列。

我的人生将如何结题？我不知道。我想知道。

想起了英国诗人凯瑟琳·雷恩，他活了95岁。在老年，他写下了的一首诗：

冬天的伊甸园

我已老，不再受时间羁绊。
生命变得何其广袤，
无始无终的天空风在吹，
浮云不停飘过，
成群的八哥展翅飞翔，
苍头燕雀与苹果叶横跨我的花园草坪。
那是一个冬天的伊甸园。

我们都需要"冬天的伊甸园"。确实，年老了，我们需要一个伊甸园。

第四章

老年人心理健康

1. 中老年人保健方法

前面讲过，美国心脏协会（AHA）提出的"生活必需之8项措施"（Life's Essential 8，简称 LE8），认为从年轻时开始，LE8 都达到健康指标的人，可延长 8.9 年寿命。

最近，美国营养协会的研究团队通过 8 周的饮食和生活方式干预（不吸烟，不胖，运动，健康饮食，血压、血脂和血糖正常，健康睡眠），检查血液样本评估 DNA 甲基化和生物年龄。结果平均生物年龄减少了 4.6 岁，其中效果最好的减少了 11.01 岁，最少的也减少了 1.22 岁。

首都医科大学宣武医院贾建平教授团队在《英国医学杂志》发文，认为 6 种生活方式（身体锻炼、饮食、饮酒、吸烟、认知活动和社交活动）都以健康的方式进行，可以减缓记忆力衰退，降低患失智症的风险。

饮食营养干预

第一，饮食以植物为基本，限制简单的碳水化合物。每天进食下列 12 类食物中的至少 7 类，且符合摄入量：水果、蔬菜、鱼、肉、乳制品、盐、油、蛋、谷物、豆类、坚果和茶。

第二，保证摄入充足的动物蛋白，比如每周 5—7 个鸡蛋，每天 120—200 克的动物蛋白，如果条件许可，每周 3 份安全养育的动物肝脏（50—80 克／份）。

第三，每天在 12 小时内吃完所有的食物。

第四，每天保证 8 杯水。

第五，每天口服一些膳食补充剂。美国营养协会推荐服用益生菌以及一种富含额外多酚类化合物的果蔬粉，均每日 2 次。

第六，从不喝酒或偶尔喝酒。

高质量睡眠

第一，每晚至少睡 7 个小时；

第二，最好午睡，午睡最好控制在 15 到 20 分钟；

第三，晚上 11 点前睡觉；

第四，睡前 3 小时内不要运动和进食；

第五，睡眠 6 小时内减少咖啡因的摄入；

第六，睡前和睡眠中减少蓝光暴露（关掉电子设备）。

规律运动

每周至少 5 天，每天 30 分钟以上的体育活动，强度达到运动最大心率的 60%—80%。

放松训练

放松训练每天 2 次，每次 10 分钟，推荐呼吸放松训练。

不吸烟

第一，从不吸烟；

第二，吸烟者戒烟 3 年以上；

第三，没有吸入二手烟。

认知活动

每周 2 次或 2 次以上的认知活动，比如阅读、写作、打牌、麻将和其他游戏等。

社交接触

每周 2 次或 2 次以上的社会活动，比如参加会议、聚会、拜访亲友、旅行和在线聊天等。

控制血糖

空腹血糖水平低于 100mg/dL（5.6mmol/L）。

控制体重指数

体重指数（BMI）：控制在 20—25 范围内。

控制血压

维持血压低于 120/80mmHg。

控制血脂

非高密度脂蛋白胆固醇（除 HDL-C 以外的其他脂蛋白中含有的胆固醇总和）达到正常水平。

2. 老年人心理健康的影响因素

老年人心理健康直接影响老年人的生活质量和健康水平。相对于疾病，我国对老年人的心理健康问题还欠缺关注，老年人对心理健康状况认知不足，甚至不知道如何维护自己的心理健康。因为老年人是特殊群体，不论生活状况、身体状况或者是社会关系变化，都会对老年人的心理产生巨大影响。提高老年人的生活质量，做好老年心理保健，关键是要了解老年人心理健康的影响因素。老年人心理健康的影响因素主要有文化水平、角色转换、人格因素、疾病因素和家庭关系[①]。

文化水平

《中国老年人心理健康白皮书》以及其他研究均证明，文化水平影响着老年人的心理健康状况。总体而言，文化水平高的老年人心理健康状况相对较好，主要原因是他们可以通过读书、看报等形式满足心理需求，而文化水平低的老年人满足心理需求的方式相对较少。

角色转换

老年人退休后，社会角色有所变化，生活习惯随之变化，易出现心理失落。特别是身体健康的老年人，由繁忙的工作生活转变为休闲的退休生

---

① 上海市老年教育教材研发中心. 老年心理保健自助手册［M］. 上海：上海教育出版社，2020.

活，心理存在较大落差，若未得到及时有效的调节，未很好地完成角色转化的话，则会影响老年人的身心健康。很多老年人退休后会感到迷茫，健康的兴趣爱好和积极的人际交往可使老年人的精神生活得到充实，从而起到调节情绪、愉悦身心、保持心理平衡的作用。因此，退休后的老年人要积极培养兴趣爱好，加强人际交往。据调查，长寿老年人的重要心理特征是积极参加各种社会活动，喜欢与人交往，愿意同集体保持密切联系。

性格因素

性格因素也可能对老年人的身心健康造成影响。不同性格的老年人行为风格存在差异，造成在情绪稳定性方面也有较大的差别。有的人喜欢争强好胜，不服输；有的人不擅长表达，喜欢把事情埋在心里；还有的人倾向于随遇而安，顺其自然。不同性格的人，心理健康状况也不同。

疾病因素

随着年龄增长、身体器官的衰退，老年人大多会体弱多病。很多老年人患有各种慢性疾病，这会严重影响老年人的心理健康状况，对经常卧床、生活不能自理的老年人影响尤为明显。能否正确对待疾病，对老年人身心健康将产生很大影响。要以理智的方式看待各种问题，接纳疾病是每个人成长的一部分。内心接纳了，才能够控制好自己的情绪，让心情保持平静。如果遇到疾病就惊慌失措，不仅不利于康复，还容易加重精神负担，导致心理疾病的产生。接纳疾病，不要因讳疾忌医、隐瞒病情而错过及时治疗的良机，造成病情加重。相关研究表明，很多患有慢性病的老年人均伴有一定的心理问题，如抑郁、焦虑、人格障碍等。

家庭关系

对老年人而言，家庭支持系统显得尤为重要。家庭关系的状况也影响着老年人的心理健康状况。家庭关系主要涉及夫妻关系与父（母）子

（女）关系。老年人如果生活在和谐的家庭关系中，得到尊重，与子女的关系较为融洽，他们的生活满意度较高，心理健康状况即良好；相反，老年人如果处于不和谐的家庭环境中，易导致其情绪受到影响，生活满意度会呈下降趋势，影响老年人的心理健康状态。

3.如何培养健康的老年人格

通过有效的方法塑造自身良好的人格，可以帮助老年人获得稳定的情绪、和谐的人际关系、幸福美满的生活。那么，如何全方位地培养健康的老年人格呢？无外乎以下几方面的因素：

社会环境

经济保障是基础，政府应进一步完善养老保障制度，加大财政投入，改善老年人的生活环境和生活质量，为老年人创造更好的颐养天年的条件；也可以组织专业的心理咨询师，建立心理咨询中心，提供电话咨询服务、入户咨询服务、心理教育讲座、集体治疗服务等，帮助老年人培育健康人格。

家庭环境

家庭环境也可以帮助老年人培养健康人格。首先，老年人的亲属要积极发扬中华民族"尊老、敬老、爱老、助老"的优良传统美德。亲人的关怀是老年人的精神支柱，亲人的陪伴是老年人的精神寄托。良好的家庭关系能够促进老年人的心理健康，家庭成员应关心老年人，尊重老年人的意愿，营造和谐美满的家庭气氛，使老年人感受到存在的价值。其次，现代社会子女们所承受的生活压力越来越大，将更多的精力放在工作和孩子上，很少顾及年迈的父母，子女在工作之余应尽量多地抽时间探望、陪伴父母。家庭成员应经常与老年人交流，及时消除老年人的消极情绪，遇事多与老年人商量，尽可能了解老年人的生理和心理需求，尽量满足老年人的愿望，使他们老有所依、老有所养。

个人成长

老年人自身也应意识到岁月不饶人，正确对待身体的变化，要定期体检，发现疾病及早治疗，不要抱侥幸心理，坦然面对死亡，认识到生老病死是自然规律，认真过好每一天。

老年人要将生活、家庭、健康、疾病以及业余生活与社会适应等方面的问题妥善解决，在实际生活中，要能够了解自身心理变化，对于出现的各种变化做到愉快接受，保持乐观心态。

积极参加体育活动和社区活动，参加集体形式、丰富多彩的体育锻炼，能更好地改善老年人的心理健康水平。广泛培养兴趣爱好，积极参加社区的文娱活动，提高生活乐趣，结识更多的朋友，将自己的内心敞开，多与他人交流，扩大情感支持网络，从而实现"积极老龄化"的目标。

生活方式

生活方式要注意劳逸结合。人都需要一个比较稳定的生活方式，没有这个较为固定的生活方式，人们会感到没有方向感，心理感受会无所适从，因而也就感觉空虚和无所事事。所以，老年人需要建立一个比较稳定的生活方式。这种新的生活方式最好是劳逸结合，规律作息，具体可以这样描述：必须有事干，但不能累着；必须有规律地休息，但不能长期没事干。换言之，做事时不能太累，休息时不能太闲。

4. 维护老年人认知功能营养专家共识

中国营养学会特殊营养分会发布了《维护老年人认知功能营养专家共识》（2022），提出了 15 条推荐意见[①]。

推荐 1：通过合理膳食获取全面均衡的营养素，经营养评估确实存在营养问题再予以补充或调整。

推荐 2：蛋白质的摄入以及必要时补充肽类物质有利于维持老年认知功能；减少膳食饱和脂肪酸、反式脂肪酸的摄入，降低 n-6 与 n-3 脂肪酸的比值，以避免加重认知功能衰退。

推荐 3：给叶酸缺乏或不足的轻度认知障碍老年人补充叶酸（400—800ug/d）可以改善其认知功能；改善维生素 B_6 和维生素 D 营养状况可降低老年人认知相关疾病的发生风险；膳食胆碱、磷脂酰胆碱和甜菜碱的摄入有利于老年认知功能的改善。

推荐 4：老年人保证充足的锌摄入可降低脑卒中的发生风险，急性期脑卒中患者补充锌有利于脑功能恢复；中老年人保证从乳制品中摄入充足的钙可降低认知功能损伤的发生风险。

推荐 5：增加黄酮含量高的食物摄入可降低帕金森病的发生风险；补充富含花色苷的蓝莓提取物可改善轻度认知障碍患者的认知功能。

推荐 6：遵循《中国居民膳食指南（2022）》和《中国老年人膳食指南（2022）》，做到食物多样、平衡膳食；足量饮水，注意摄入优质蛋

---

① 中国营养学会特殊营养分会，中国营养学会老年营养分会，中国营养学会营养与神经科学分会，等. 维护老年人认知功能营养专家共识［J］. 营养学报，2022，44（6）：523—529.

白质。

推荐 7：地中海膳食模式（MD）、MD–DASH 延缓神经退变膳食模式（MIND）、富含多不饱和脂肪酸（PUFA）饮食以及控制高血压膳食模式（DASH）有利于维持老年认知功能；多吃粗粮、少吃高添加糖食物有利于降低认知功能衰退的发生风险。

推荐 8：深色浆果、坚果（≥ 10g/d），深色蔬菜有利于维护老年认知功能；鱼类（每周至少吃 1 次）、每天饮绿茶（500ml）或禽类和奶类可减少认知相关疾病的发生风险。

推荐 9：适量咖啡（每日 1—2 杯）、某些药食同源物质（如黄精加当归、火麻仁）可减少认知相关疾病的发生风险。

推荐 10：过量饮酒、高盐饮食、摄入较多红肉和加工肉制品是脑卒中的危险因素。

推荐 11：补充益生菌可改善轻度认知障碍老年人的认知能力。

推荐 12：维持健康生活方式，做到良好心态、生活规律，维护血管、视听、骨骼和肌肉功能。

推荐 13：推荐进行每周 3 次或 3 次以上、每次 60 分钟的中低强度有氧运动，推荐采取有氧运动结合抗阻力、"八段锦"和"太极拳"等多种运动方式，以维护老年认知功能。

推荐 14：保证每天充足、高质量的睡眠，推荐每天睡眠时长为 6—8小时，有利于维护老年认知功能。

推荐 15：维持良好心态，减少焦虑或抑郁情绪，均有助于降低失能失智的发病风险。

5. 优化生活方式以预防过早死亡和残障

世界卫生组织（WHO）将发生在 30—70 岁的死亡称为"过早死亡"。"过早死亡"是家庭、社会、国家的巨大损伤。

我国最近几年每年约有 850 万人死亡，其中 731 万人死于慢性病，占比 86.6%。而慢性病的致病原因，60% 取决于生活方式，15% 取决于遗传因素，10% 取决于社会因素，8% 取决于医疗条件，7% 取决于环境和气候因素。所以，临床医学已经将慢性疾病称为生活方式病，也就诞生了生活方式医学。

WHO 认为，抽烟，滥用酒精，缺乏锻炼，过多摄入脂肪、盐分和糖分等不良生活习惯所导致的慢性病，以及车祸外伤可能是很多国家人民"过早死亡"和残障的主要病因。

生活方式病已经成为人类的头号杀手。WHO 忠告说，在预防保健上花 1 元钱，治疗费就减少 8.5 元，抢救费就少花 100 元。

越来越多的数据表明，健康的生活方式可以预防和避免大多数慢性疾病，包括高血压、糖尿病、冠心病、中风、失智症等。解决人类健康根本的问题，是改善生活方式，而不是依靠医药[1]。

有研究者为了了解健康干预、健康促进的效果，选择了两个社区进行为期 10 年的健康促进干预试验。参与试验的每个社区约 10 万人，采用的健康干预的方法包括规律锻炼、改善饮食、不吸烟和限量饮酒四个措施。追踪 10 年后将健康干预组与不干预组比较，其结果是健康干预组"过早

---

[1] 麦琪·伯格霍夫. 抗炎——从根源上逆转慢病的炎症消除方案［M］. 李红，译. 北京：北京科学技术出版社，2022.

死亡"人数少了 58%，急性残障人数少了 29%，慢性残障人数少了 67%。

团体研究（选取两个性质相同的工厂对员工进行健康干预和不干预对照）也证明了这一点。研究者选择的健康干预方法包括身体锻炼、改善饮食、不吸烟和遵守交通规则，进行健康促进干预 10 年，与不干预对照组比较，结果是：健康促进干预组"过早死亡"人数少了 70%，急性残障人数少了 33%，慢性残障人数少了 67%。

优化生活方式对促进健康，预防早死和残障是至关重要的。那么，如何培养健康的生活方式呢？

（1）确定自己需要的健康的生活方式。让自己清楚地了解并相信新的健康生活方式带来的好处，相信远远比理性更能带来动力。

（2）将健康生活方式计划写在纸上，并告诉家人和朋友，给自己施加压力。

（3）保证计划简单、容易执行。如果有很多生活方式需要改变，不要指望一次就全部改变。要一步一步地做起，刚开始只需要选择两三项，这样才能更容易坚持。改变一项，受益一项。不断坚持，就能达成目标。

（4）远离不健康生活方式的危险区。远离那些可能触发不健康习惯的地方和圈子。

（5）如果思想产生波动，就把"改变"当作一个科学实验。像科学家做实验一样，把培养健康的生活方式当作一次实验，严格按实验条件坚持下去，然后看看实验结果。

（6）将选择的两三种健康的生活方式坚持 21 天以上。当第一波健康的生活方式成为习惯后，再改变其他不良的生活习惯。

6. WHO 预防失智 12 条建议

世界卫生组织（WHO）认为，有效预防失智症方法，是通过健康的生活方式而不是通过口服补充剂来实现。

不论在哪个年龄阶段，积极的身体活动、有趣的学习与脑力活动、家庭与社交活动等，都是认知的刺激形式，有利于建立认知储备，在一定程度上能够起到预防失智的作用。同时，低教育程度、停止思考、停止学习则影响脑健康，加速大脑老化。

人到中年，特别是出现了主观认知下降后，就非常有必要采取措施减缓大脑过快衰老。

2019 年世界卫生组织发布《降低认知衰退和痴呆风险指南》共有 12 条建议，其中涉及生活方式的有 6 条，涉及疾病管理的有 6 条。

12 条建议如下：

（1）运动锻炼，建议认知正常的成年人进行身体活动。

（2）戒烟，向使用烟草的成年人提供戒烟的干预措施。

（3）合理膳食，向所有成年人推荐健康、均衡的饮食；不建议使用维生素 B、维生素 E、多不饱和脂肪酸和复合补充剂。

（4）限制饮酒，向认知正常和轻度认知障碍的成年人提供限制饮酒的干预措施。

（5）认知干预训练，向认知正常和轻度认知障碍的成年人提供认知训练。

（6）多参加社交活动，参与社交和社会支持与生命全程的良好健康和福祉密切相关，在整个生命过程中均应支持融入社会。

（7）体重管理，提供针对中年超重或肥胖的干预措施。

（8）高血压管理，向高血压患者提供高血压管理的干预措施。

（9）糖尿病管理，向成年糖尿病患者提供药物或生活方式干预。

（10）血脂异常管理，可提供中年血脂异常管理的干预措施。

（11）抑郁症管理，向患有抑郁症的成年人提供抗抑郁药或社会心理干预。

（12）听力损失的管理，向老年人提供听力筛查和助听器，以便及时识别和管理听力损失。

研究表明，避免或者纠正听力损失可以降低9%的失智症患病率，与之对比，戒烟降低5%，治疗抑郁症降低4%，多参与运动锻炼降低3%，治疗高血压降低2%，不酗酒降低1%，避免中年肥胖降低1%的失智症患病率。

因此，越来越多的专家认为，管理控制这12种可改变的因素，减少这些因素导致的认知功能受损，可以在很大程度上保护大脑健康、预防老年失智。同时，也可大大减少心脑血管疾病的发生，预防失能的效果同样明显。

7. 关注降低人群的失智症风险

国际阿尔茨海默病协会在 2023 年 9 月 21 日发布了《2023 年世界阿尔茨海默病报告》，认为当前防控失智症的重点工作应该关注降低人群的失智症风险，减少失智风险仍然是防治失智症最主动、最可行的方法。

根据报告的建议内容，总结如下：

（1）个人可以采取切实可行的减少失智风险的行动，任何行动都比不采取行动要好。

（2）从年轻时开始建立大脑健康的意识，以及养成良好的生活习惯对于减少失智风险最为有效。因此，减少失智风险值得终生去努力。

（3）减少失智风险并不以已经诊断了"失智症"而结束。失智症患者也应该实施健康的生活方式改变，以减缓病情进展。

（4）有些降低失智风险的因素不能单独由个人或者家庭解决。政府必须解决一些个人和家庭无法解决的问题，如可进行安全锻炼的绿地，改善空气污染问题，提供更多的受教育的机会（特别是对女孩而言），增加更加公平的医疗保健获取途径，以及减少超加工食品摄入的问题等，需要政府的规划、组织和指导。

（5）政府应该为人们提供支持和激励措施以降低个体的失智风险。其中一个方式是资助可以在促进行为改变方面发挥不可或缺作用的社区公共卫生系统。

（6）失智症仍然是一个全球卫生优先事项。国际阿尔茨海默病协会呼吁各国政府制定强有力的减少失智风险的战略，并将其纳入国家失智症防控计划中。政府要将减少失智风险的战略与减少非传染性疾病风险的目标保持一致，要认识到这些疾病具有共同的发病风险因素，因此有机会利用现有的宣传活动，甚至创造新的综合宣传活动以提高公共卫生意识，造福百姓。

（7）减少失智风险的领域正在迅速发展。但是，如果我们想要解决全球社区失智症的风险问题，那么确保所有研究的多样性和包容性至关重要。国际阿尔茨海默病协会呼吁，各国政府要进一步投资减少失智风险的研究，推动新的知识和创新，以促进健康老龄化。

8. 我们能识别出早期失智症吗

流行病学调查显示，大多数老年期失智症患者在发病后 3 年才找医生诊疗，这就失去了最佳的治疗控制时间。所以，正确认知失智的表现特别是早期症状非常重要。

认知衰退症，就是智力衰退、丢失的过程。这里的智力，可以简单理解为记忆力、定向力、表达力、理解力、应用力这五个能力。

认知衰退症的最后阶段是失智，也就是失智症。在失智症的初期，只是这五个能力的一种或者多种轻度下降。如果在这些能力下降的初期被发现，或许有些人在一定程度上可以恢复，至少可以减缓病情发展速度。

如果这五个能力已经完全丢失，再治疗就难上加难了。

第一，记忆力下降的表现：最近 5 年出现的健忘。

（1）比以前更加容易忘记东西放在什么地方。如买菜比以前更常忘记付钱，或者不记得自己付了多少钱，或者忘记了关水龙头或煤气。

（2）经常忘记熟人的名字，甚至家人的名字。忘记重要的日期和事件。反复问同样的问题。无法记住熟悉的物体的名字。

（3）经常忘记自己的住址和电话号码。

第二，定向力下降的表现：时间感、方向感、定位感明显减弱。

（1）无法确定当下是上午还是下午，无法弄清楚今天是星期几、现在是几月份、是春夏秋冬的哪个季节。

（2）在自己熟悉的环境迷路，找不到回家的路。

（3）无法确定自己熟悉的环境位置，甚至无法确定自己所在的位置。

第三，表达力下降的表现：词不达意。

（1）言语含糊、不得要领。说不出熟悉物体的名称。他们可能会在谈话中突然停下来，不知道如何继续下去。

（2）找词困难，无法表达简单的问题。他们也可能很难加入或跟上一个对话。

（3）出现以前不可能出现的书写困难。

第四，理解力下降的表现：

（1）阅读困难，不能看懂电视节目或书本、报纸上讲的故事。

（2）学习新事物的能力下降。

（3）无法理解简单的问题，不明了家里最近发生的事。有的时候，他们可能会重复自己的行为。

第五，应用力下降的表现：计算力障碍。

（1）忘记学过的技能。使用日常用具（如电视遥控器、指甲剪等）的能力下降。把电水壶放煤气灶上。忘记了如何使用遥控器、计算机或其他工具。没办法完成一些任务和项目。

（2）出现以前不可能出现的算错账或不会算简单的账。很难做出理财决策，而且缺乏风险识别能力并经常忘记支付账单，他们更容易遭受金融诈骗（邮件、电话营销、欺诈、彩票等）。

（3）对日常生活事务不能自己做决定，不知道如何处理以前能轻易处理的生活、工作问题。忘记最熟悉的食谱的烹饪方法。

9. 什么是阿尔茨海默病

阿尔茨海默病是老年期痴呆最常见的一种类型，以进行性发展的神经系统变性为特征，是导致老年人失能的重要原因。阿尔茨海默是一个德国医生的名字，是他最早报告了这一原因不明的失智疾病，因此，人们就用他的名字来命名这一疾病[①]。阿尔茨海默病临床上以记忆障碍、失语、失用、失认、执行功能等认知障碍为主要特征，同时伴有精神行为异常和社会生活功能减退。通常，临床医生是以病史和检查证实的认知或行为症状为依据来进行诊断[②]。

简单说来是"四不"：

（1）记不住事，主要表现近记忆减退，通常对早年的事情记得一清二楚，刚才说的话却忘得一干二净。

（2）算不清数，日常生活中很小的账目算不清或不会算。

（3）认不得路，离家稍远就会找不到家门。

（4）说不清话，思维贫乏，言语单调，有时自言自语，反复诉说某件事情。

此外，性格或情感会有所改变：有些人原本很开朗，变得很计较、很小气；有些人原本很温和，变得很暴躁，容易发脾气、骂人。还会伴有不同程度的精神症状：总怀疑别人说他的坏话，认为子女都要偷他的钱，说

---

① 贾建平. 中国痴呆与认知障碍诊治指南［M］. 第 2 版. 北京：人民卫生出版社，2016.

② 中国老年保健协会阿尔茨海默病分会. 中国阿尔茨海默病痴呆诊疗指南（2020 年版）［J］. 中华老年医学杂志，2021，40（3）：269—283.

经常有人要害他，耳边会凭空听到有人和他讲话，等等。

阿尔茨海默病的十大特征：

（1）记忆力日渐衰退，影响日常起居生活。例如，炒菜放两次盐，忘记关水龙头，不认识家人。

（2）处理熟悉的事情出现困难。例如，不知道穿衣服的次序，不知道做饭菜的步骤。

（3）语言表达出现困难。例如，忘记简单的词语，说的话或写的句子让人无法理解。

（4）对时间、地点及人物日渐感到混淆。例如，不记得自己多少岁，今天几号、星期几，自己住在哪个小区。

（5）理解力或合理安排事物的能力下降。例如，跟不上他人交谈的思路，或不能按时支付各种账单。

（6）判断力日渐减退。例如，烈日下穿着棉袄，寒冬时却穿薄衣。

（7）常把东西乱放在不适当的地方。例如，将电熨斗放进冰箱，鞋子放进锅里。

（8）情绪不稳及行为异常。例如，变得喜怒无常，暴躁，发脾气，无故发笑。

（9）性格出现转变。例如，可变得敏感、淡漠、焦虑或暴躁等。

（10）失去做事的主动性。例如，终日消磨时日，活动变少，对以前的爱好也没有兴趣。

10. 阿尔茨海默病的"三分治疗、七分护理"

阿尔茨海默病俗称老年痴呆症，是一种最常见的痴呆症，发病较迟缓，往往起病初期不易发现，逐步缓慢而痛苦地带走一个人的认知、思考以及同他人沟通的能力，使人无法料理自己的生活，甚至丧失说话、行走的能力。家中一旦有了老年痴呆症的患者，会给家庭带来翻天覆地的变化：一方面，患病老人慢慢变成无知的"孩子"，不认识家人，找不到回家的路；另一方面，需要家人付出大量的时间和精力予以照护。

"三分治疗、七分护理"，这在阿尔茨海默病患者的身上得到了充分的体现。为了减轻患病家属的负担，同时让亲人得到更好的照护，总结了阿尔茨海默病的护理要点，让老人生活充实而有尊严。

情感支持，掌握交流

尊重病人的人格很重要，千万不要伤害病人的自尊心。要经常用抚摸动作和亲切的话语，给予她（他）关心和爱护。谈话时语调要低，态度要和蔼，吐词清晰缓慢，不要嘲笑，也不要轻易否定她（他）的要求。

加强防护，防止意外

病情重的患者要做到 24 小时有人陪护，病情轻的只需在她（他）活动多的时间里加强看护就行。不要让她（他）单独外出，以免迷路走失。最好在病人口袋里放一张写着老人名字、家庭地址、联系方式的安全卡，或者给老人佩戴定位手环。在家中也要重视，比如让病人穿防滑的软底鞋，在浴室、卫生间安装扶手，在卧室的床边加护栏等。

合理安排日常生活

生活的饮食应丰富多样、定时定量，以高蛋白、低脂肪、高纤维素、易消化软食为主。家属经常协助病人搞好个人卫生，让她（他）们做一些泡茶、洗碗、扫地等简单的家务，通过看电视、听音乐、看报纸、读杂志，给她（他）以视听方面的外界刺激；经常有意识地让病人记忆判断，以达到锻炼大脑思维活动的目的。

对于有异常行为的病人，要反复进行强化训练

如果病人有随地大小便现象，家人就应掌握病人大小便的规律，定时督促其上厕所，帮助病人养成有规律的生活。活动时间不宜过长，周围环境要相对清静；当病人有不合理要求时，要劝阻或者分散其注意力、转移话题。

重症病人要做好口腔护理，以及皮肤的清洁

要经常给卧床的病人翻身、拍背、晒被子，每天定时通风。另外给病人做一些肢体关节的活动，以保持肢体的正常功能位置，防止关节畸形和肌肉萎缩。

11. 如何科学照护阿尔茨海默病患者

面对阿尔茨海默病患者，到底什么的方法算是最好的照护？

首先要科学，由于每个患者都有其特殊的经历、兴趣、爱好、个性和家庭社会背景，那么真正适合个人特点的方式才是最好的。其次要以人为本，理解老人需求，贴合老人意愿，让老人继续享受有品质、有尊严的生活，有权力参与社会家庭活动。

针对阿尔茨海默病患者的诸多症状表现，总结如下：

吃 饭

患者可能拒绝进食，或者进食过程中饭菜洒落一地。

建议：想方设法辅导病人进食，提醒病人吃得慢点；准备些容易拿在手上让患者吃起来容易，并且不会弄脏自己的食物；将食物切割成小块，预防患者噎食；痴呆晚期病人的食物可能需要加以磨碎或提供流质饮食；要注意到病人可能逐渐丧失对冷热的感觉，因此吃饭时要注意食物或汤汁不要太热，以防造成患者口腔烫伤；当病人出现吞咽困难时，必须寻求医生或专业护士协助，指导如何训练吞咽功能，或寻找其他解决办法；有时候可以帮助患者喂食部分食物，但要尽量维持他独立进食的能力。

洗澡和个人卫生

患者可能会忘记去洗澡，或者忘记为什么要洗澡或者怎么去洗澡。

建议：尽可能保持患者以往的清洁习惯，如定时洗澡和上厕所等；尝试制造一个轻松且愉快的洗澡情景；淋浴通常比盆浴简单，但如果患者不习惯使用淋浴则不要硬性改变，否则可能会造成危险；尽量简化所需的清洁步骤；如果患者拒绝洗澡，当时不要强迫他，可以稍后再尝试一次，也许那时他的心情已经好转；允许患者尽可能自己完成个人卫生工作，例如洗澡及上厕所；当洗澡过程中出现局促不安时，此时可能需要暂停或停止洗澡，并且给予适当的覆盖以防着凉；需要设置稳固的安全设备，例如安全扶手或座椅、防滑垫等。

穿　衣

患者可能会忘记如何穿衣服，或者忘记何时需要更换衣服，或者在公共场合出现衣衫不整或不得体的情况。

建议：先将衣服按顺序准备好或先替他搭配好整套衣服，让患者一件一件穿上；避免穿那些有太多纽扣或纽扣较复杂的衣服；鼓励患者尽量维持自己独立穿脱衣服的习惯；可以重复教导患者如何穿衣。

上厕所

患者不知道何时需要上厕所，为何要上厕所，厕所在哪里，以及到厕所里后具体做什么。

建议：制定上厕所的时间表，以提醒患者上厕所的时间；在厕所的门上用较大的字体或醒目的颜色图标来标示；始终开着厕所的门，容易找到厕所在哪里；晚上睡觉前限制患者的饮水量；在床旁准备便盆及尿盆等，以备不时之需。

睡　觉

患者在晚上经常会有坐立不安的表现，并会影响其他家庭成员。

建议：尽量避免让患者在白天睡觉；尝试让患者在白天能够多走路使

其白天有较多的活动量；尝试维持一个舒适的睡眠环境使患者容易入睡。

跌　倒

患者可能因为肢体活动不便或合并其他疾病导致跌倒风险增加。

建议：在患者站起时，让患者尽量慢一点，避免突然站起导致的低血压或站立不稳；带老人检查一下骨密度，若存在骨质疏松应尽早干预，因为可能导致跌倒；必要时为患者配备拐杖、助行器等设备；如果患者不慎跌倒，建议及时至医院就诊，以免贻误治疗时机。

重复行为

患者经常会忘记刚刚说过的话以及刚发生的事情，会经常重复问相同问题或者重复做同样的事情。

建议：当患者出现重复行为时，可以让患者做一些不同的事情来分散注意力；把经常发问的问题答案写下来，到时候给患者看。

丢了东西指责他人偷窃

患者经常会忘记自己的东西放在哪里，甚至会认为是他人偷走了他的东西。

建议：到患者最喜欢藏东西的地方找找看；将重要的东西多制作几份留着备用；倒垃圾之前，先检查一下垃圾桶，看看是否有重要物品；当患者认为"丢失"东西时，可以认同并且一起寻找，不要一直否定他。

幻觉和妄想

患者看到不存在的东西，或听到了不存在的声音，甚至认为有人要害他。

建议：当患者说他们看到或听到些实际并不存在的事物时，不要与他们争执事情的真假；当患者因此而受到惊吓时尝试给他安慰；学会把患者的注意力转移到房间内真实的东西上。

游　荡

患者可能会在家附近或社区到处游荡，可能因此迷路。

建议：尽量避免让患者独自去公共场合；让患者随身携带身份信息、联系方式，或佩带定位电话、手表；确定患者在家中是相对安全的，并且保证患者在没有经过照料者同意的情况下是不能离开住处的；当患者走失被寻获时，不要表露出生气的情绪，语气要平和，透露出接受与关爱。

暴力：患者容易发怒，甚至打人

患者可能会容易发怒，甚至出现打人的情况。

建议：面对这种情况需要保持冷静，不要表露出害怕及惊慌；给患者更多的自主空间；尽量找出造成上述行为的原因并且尽量避免再次发生。

焦虑和抑郁

患者说话、行动、思考都变慢，甚至不爱说话，心情不好、烦躁不安。

建议：给患者更多的爱与支持，多陪伴；给患者逐步恢复的时间，勿指责、勿谩骂。

第五章

积极老龄化

1. 我们需要积极老龄化

　　积极老龄化是指在老年时，为了提高生活质量，在健康、参与和保障三个方面尽可能获得最佳机会的过程。

　　我国人口老龄化进程不断加速。第七次全国人口普查数据显示，我国60岁以上人口占总人口的比例为18.7%，较2010年上涨5.44%。在世界范围内，老年人究竟面临了什么样境况呢？年龄歧视与老年人虐待问题普遍存在。2022年，64岁的美国流行歌手麦当娜在第65届格莱美颁奖礼上抱怨说："我们生活在歧视老年人的世界。"她讲出了很多人的心里话，许多老年人也时常觉得在社会上受到排挤、嘲笑和歧视，这不仅和老年人在如今全面数字化的社会生活中遭遇种种不便有关，更在于社会在传统上对老年人怀有很多成见。此外，还有不少年轻人对老年人怀有敌意，嫉妒他们拥有财富或权力。为了提醒各国政府以及社会各界正视和解决这个问题，1996年世界卫生组织在《健康与老龄化宣言》（以下简称《宣言》）中提出"积极老龄化"的概念。

　　《宣言》认为，老年人口数量增加、人口结构老化不是一个对社会发展有负面影响的"问题"，而是一种伴随社会发展进步而来的、新的社会生态，我们所要做的只是"积极"找到有效的应对方法，发现新生态中蕴藏的潜能，实现可持续发展目标。

　　客观而言，老年人群大致可以分为"病残长者"和"活力长者"，后者不仅可以活到老、学到老，还可以干到老。只要政策允许、市场需要，"活力长者"不仅可以长期在传统的农业、工业部门从事体力劳动，而且在知识经济时代还可以持续发挥重要作用（包括不可或缺的传帮带作用）。在我国 60 岁及以上人口中，拥有高中及以上文化程度的有 3669 万人，60—69 岁的低龄老年人口占 55.83%。这些低龄老年人大多具有知识、经验、技能的优势，身体状况尚佳，发挥余热和作用的潜力较大。

"马斯洛需求层次理论"给我们的启发是，充分发挥余热、实现"各尽所能、能劳尽劳"，不仅可以"变废为宝"、延长人力资源的价值创造期，而且还有利于让人增强获得感和幸福感。实际生活中，我们之所以可以观察到不少人在离退休前后（"围离退休期"）容易罹患各种身心疾病，主要原因之一就是价值感的缺失。

积极老龄观提供的一个最为独特的视角——"有为老龄观"，强调老年人群多方面的价值（而不是负担），包括对文化传承和社会稳定的贡献[①]。

"积极老龄化"的核心是：

第一，退休的老年人以及那些患病或有残疾的人，并非单纯的社会财富消耗者和社会福利享用者，更不是一种无价值的存在。他们仍然是家属、亲友、社区和国家的积极贡献者，他们的智慧和经验筑成了社会的生命线。

第二，老年人参与应对人口老龄化不是出于人道主义对老年人的尊重，而是我们这个社会发展的内在需求。老年人的潜力是未来发展强有力的基础，他们的技能、经验和资源是一个成熟、充分融合、高尚社会发展的宝贵财富。要把老龄化对社会经济的压力转化成为促进可持续发展的动力。

第三，建立一个不分年龄，人人共享的社会。改善老年人生活品质的重点是让老年人"保持独立性"而不受干扰，根据他们的需要，保证在生理上、心理上、社会上的独立性。

2002 年联合国第二届世界老龄大会将"积极老龄化"写入《政治宣言》。《政治宣言》认为，老年健康状态的获得有赖于"个人的终身努力"，促进健康的首要目标是"减轻引发老年疾病因素的累积效果"。

---

① 杜维婧，李英华，聂雪琼，等. 我国 60—69 岁老年人健康素养现状及其影响因素分析［J］. 中国健康教育，2015（2）：129—133.

2. 可以试试添加 0.5 段人生

以前大多数人的一生分为三个阶段——求学、工作、退休，这叫三段式人生。这种人生过程是按 60 岁退休，以及寿命在 70 岁左右结束而划分的。

现在有些国家或者地区平均寿命 80 多岁，也就意味着相当一部分人能活到 80、90 岁。新的问题应运而生：60 岁退休，后面的几十年怎么过？在超老龄化社会，社会保障能力会下降吗？退休前的财务准备以及退休金在未来几十年还能让我们过上体面的生活吗？

有个趋势是，越来越多的国家在推迟退休年龄，意在职业生涯期间创造多一点财富，积累多一点保障金，为退休生活做更好的准备。

另外，有足够的证据表明，适度地工作使人健康。如果退休（60 岁）后没有了目标和目标感，没有了创造性劳动，减少了社会关系，衰老就会加速，迟钝就会快速来临。

加入 0.5 段人生

现在越来越多的人计划从三段式人生扩展到三点五段式人生——就是在 3 段人生的基础上加入 0.5 段人生。这 0.5 段人生是指到了法定退休年龄后，从原来的工作岗位退下来，转型做另外一些工作。不一定是全职，能挣到没有退休时一半左右的年薪即可，并可能一直做到 70 或 75 岁才真正完全退职休息。

这样的人生既可以创造更多的财富，还有利于身心健康，同时也有一半的时间休闲——所以相关研究专家称之为 0.5 段人生。有研究显示，每多工作一年，患上痴呆症的风险下降 3.2%。法国的数据表示，相比 60 岁退休的人，65 岁退休的人患上痴呆症的风险要低 15%[①]。

当然，在这 0.5 段人生里，我们可以多花一些心思关注自己，保健自己。去看以前没时间看的远方，去读以前没有读过的诗。当然，还要做一直想做却没时间做的公益。

---

① 琳达·格拉顿，安德鲁·斯科特. 百岁人生：长寿时代的生活和工作 [M]. 吴奕俊，译. 北京：中信出版集团，2017.

3. 自我更新，终身学习，活出精彩人生

当今社会，每个人都要面对两个问题：智能化和老龄化。60 岁退休后还有 20 年以上的光阴要过。理论上讲，这个时候他们是有机会、有体力、有人生经验，能为未来的自己做更健康、更有趣、更快乐的养老安排。然而很多人认为，人在退休以后，身体机能逐渐衰退，所以应该要少说少动，休养生息。其实这样并不是很好，因为这就相当于是在等待死亡来临，无异于浪费时光。

再者，如果什么都不做的话，那反而会让人闲出病来。所以，人即使退休了，老了，也是应该要做些什么事情才好。人在退休以后，最好的生活方式是做这些事情。

并且我们还必须具备一种能力，就是学习从零开始，创造一个新的生活阶段。60 岁再去上个大学，65 岁甚至 70 岁再去干一个全新的事，甚至创业，未来这样的人会越来越常见。《百岁人生：长寿时代的生活和工作》一书写到："过去的受教育—工作—退休三阶段人生模式已不再适用。""再创造比娱乐更重要，闲暇时间用来构建自己的无形资产。"美国有报告说，越来越多的 60 岁以上的人，开创了"富有激情和意义，有时还有薪水"的新职业。

但是，目前中国很少有针对这 0.5 段人生的就业制度安排。除了高级专业人员、特殊技能人员，我国的退休人员重返职场的可能性不大[1]。另外，在新一轮自动化革命中，不少在职青壮年都面临被人工智能替代的风

---

① 张红凤，罗微. 养老服务资源对老年人社会养老服务需求的影响研究 [J]. 中国人口资源与环境，2019，29（4）：168—176.

险，要去过新 0.5 段人生的老年人，不可能与失业的青壮年争夺新的工作岗位。

事实上，大多数中国退休人员大概率选择在家照顾孙辈，以及照料年事已高的父母。这也是非常有价值的选择，虽然不是直接创造财富，却能减少家庭开支，增加家庭幸福感，更能体现中国人的传统家庭文化。

有朋友在公务员位置退休后回到农村，为家人种养有机食物，如此来度过这 0.5 段人生，非常有意义！

如何度过富有创意的新 0.5 段人生呢？

（1）寻找自己的兴趣爱好。人们常说，"爱好是人生的调味品"，事实也是如此。爱好会让你更加热爱生活，更有动力去追求自己的梦想。因此，寻找自己的兴趣爱好非常重要。可以花些时间去尝试新事物，去体验不同的爱好。从小到大，笔者一直喜欢音乐，也参加了各种音乐活动。这不仅让人更加自信、更有耐心，还认识了很多志同道合的朋友。

（2）学习新技能和知识。随着社会的不断变化和发展，我们需要不断学习新知识和技能，以适应这个世界的变化。学习让你更开阔眼界，更有思想深度和广度。学习可以是各种形式的，可以去学校、参加培训、阅读书籍和文章、上网学习等。无论是哪种形式，都需要我们认真学习，多思考，多实践。

（3）建立健康的生活方式。保持健康是打造有意义和丰富人生的基石之一。一个健康的身体可以让我们更加充满活力和动力，更有自信去追求自己的梦想。建立健康的生活方式包括：饮食均衡，保持适度运动，充足的睡眠和避免不良习惯（如抽烟、酗酒等）等。

（4）积极社交和交友。一个愉快和丰富的人生需要也少不了积极的社交和交友。和他人交流可以让我们获得更多的思想碰撞、获得建设性意见和分享快乐。可以参加各种线下社交活动、加入兴趣社团、参加志愿者活动等。这样不仅可以认识更多的人，同时可以拓宽自己的社交圈子[①]。

（5）关注社会和人群问题。一个有意义的人生除了追求个人的幸福和成就，也应该关注社会和人群问题，积极参与社会活动和公益事业。可

---

① 孟丽，Chan Daniel K Y，石婧，等. 营养和运动对老年常见健康问题的影响［J］. 中华老年医学杂志，2020，39（7）：749—751.

以做义工、捐赠物品或资金、参加公益活动、关注社会话题等。这不仅可以帮助那些需要帮助的人们，同时也可以让我们更加关心社会和人群问题。

总之，在追求自我成长和事业发展的同时，我们应该打造一个有意义和丰富的人生，去追寻更多的价值和意义。积极地寻找兴趣爱好、学习新的知识和技能、建立健康的生活方式、积极社交和交友以及关注社会和人群问题都是不错的选择。我们的人生像是一个画布，我们要用美好的经历和记忆来丰富它。

4. 如何逆转过度老化的心理年龄

心态决定年纪？心理研究认为：主观认知影响老化，年轻心态更重要。神经科学的证据显示，一半以上的老年人，其大脑活跃程度与20多岁的年轻人并没有区别。他们在短期记忆力、抽象推理能力以及信息处理速度等方面的能力都不应差于年轻人。那么，到底是什么抑制了他们真实的潜能？

事实上，很多心理实验都证实，一个人衰老的速度与心态以及环境暗示很有关系。比如什么样的年龄应该穿什么样的衣服，否则就是为老不尊。因此一个经常穿制服的人往往不容易显老，因为制服没有老少之分，没有年龄暗示。

一个年轻的心态可以让人活得年轻，衰老得更慢，而一个年老的心态是会让人更快衰老。因此保持一个年轻的心态非常重要。

退休可能是一个人心态改变的转折点，60岁退休后，如何保持一个年轻的心态呢？笔者总结了如下20项让我们心态年轻的方法，如果具备5项，心态至少可以年轻10岁。

（1）至少有1项养心的爱好。如喝茶、听歌、运动、书法，以及其他艺术活动等。

（2）喜欢运动。坚持每周3次以上的运动，并且是真正喜欢——在运动时是开心的。

（3）喜欢唱歌或跳舞，平均每周1次以上。

（4）喜欢旅行，开心地去各种没有去过的地方。

（5）学习新事物。喜欢学习，喜欢提升新技能，包括新厨艺，或者带孙辈学习新东西。

（6）习惯使用网络。喜欢使用微信或 QQ，喜欢用视频通话，但不入迷、不成瘾。

（7）紧跟某一方面的潮流。

（8）喜欢阅读，觉得阅读是开心的事情。

（9）喜欢美。对美的事物，包括服饰、家装饰品、艺术作品等，仍然有消费冲动。

（10）注重仪表，服饰得体。

（11）平均每天拥抱伴侣一次以上。

（12）喜欢美食，或者每周外出就餐一次以上。

（13）喜欢香味。对喜爱的香水、香薰等仍有购买欲望。或者喜欢闻香，比如美食的香味，喝茶前品茶香。

（14）喜欢看电影、演出、比赛等。

（15）喜欢结交朋友。

（16）喜欢改变常态。

（17）对自然界充满好奇心。

（18）每周外出参加一次以上社会活动或者志愿者活动。

（19）每周约朋友活动一次以上，如打牌、唱歌、跳舞、聚餐等。

（20）注重身心保养，心态和健康是最优先关注的事项。

心态的计算方法如下：对于 60 岁以上特别是退了休的人群，每具备 1 项，心态就等于 60-2 岁。比如，具备 5 项心态为 50 岁〔60-（5×2）〕，具备 10 项心态则是 40 岁（60-20），具备 15 项心态是 30 岁（60-30）。如果一条都没有，就是典型的老年心态了。

"如果你是一个懂得专注力的人，年龄从来不是问题。无论你 20 岁，30 岁，或者 60 岁，你都是在体验当下，你在自己的时间里加入生命的体验。这是一种生活的艺术。"

让心态年轻一些就是让自己的衰老缓慢一些吧。

5. 婚姻状态与寿命的关系

一个人是否感到幸福，与寿命的长短有密切的关系。感情上的幸福与不幸对寿命的影响，已被许多医学研究所证实。在影响人类寿命的生活幸福感问题中，最重要的是人际关系，而婚姻状况与夫妻感情在人际关系中占据最为突出的位置。许多调查研究证明，婚姻状况如何，不仅影响人的身体健康，而且关系到人的寿命长短。

有一项针对亚洲人的 16 个前瞻性研究结果发现[①]：未婚人士的总死亡风险比已婚的显著增加 15%。未婚人士与已婚人士比较，因脑血管疾病、冠心病、循环系统疾病、癌症、呼吸道疾病的死亡率分别升高 12%、20%、17%、6% 和 14%。这种现象在男性和 65 岁及以下的人群中更为明显。这项调查充分说明，尽管婚姻生活会给人造成一些日常压力，但是总的说来，婚姻是有利于长寿的，特别是幸福婚姻更是如此。

婚姻让有情人终成眷属，同时也会对人的性格、健康以及生活方式带来诸多有益影响。为了鼓励更多人结婚，从 2009 年开始，美国卫生和人类健康署耗资 500 万美元广泛宣传婚姻的好处。与此同时，英国威尔士卡迪夫大学医学院约翰·加拉赫教授在其论文中指出，无论男女，都能从婚姻生活中获益，其中一些好处超乎人们想象。

一起来看看在婚姻关系中，男人和女人谁得到的好处更多吧！

（1）延长寿命：男性更受益。婚姻对健康的最大好处就是能延长寿

---

① 中国痴呆与认知障碍诊治指南写作组，中国医师协会神经内科医师分会认知障碍疾病专业委员会. 2018 中国痴呆与认知障碍诊治指南（三）：痴呆的认知和功能评估［J］. 中华医学杂志，2018，98（15）：1125—1129.

命。研究者认为，结婚有助于男性远离一些致命的意外事故、暴力犯罪和可避免的自然灾害。

（2）抵御疾病：男性更受益。婚姻能大大降低人们患上多种疾病的可能，包括糖尿病、心脏病、老年痴呆、肺病等。其中，对男性心脏病的预防最为明显。2009年的一项研究发现，与已婚男性相比，未婚男性死于心脏病的可能性会高出3倍。

（3）远离抑郁症：女性更受益。婚姻关系对男女的精神健康都有好处，但女性从中受益更大。女性更容易因为心情忧伤而患上抑郁症，但已婚女性患上抑郁症的可能性会明显降低。

（4）克服不良习惯：男性更受益。结婚后，男性在改正不良习惯方面进步的空间更大。婚后男性饮酒、吸烟的量会有所减少，作息也更正常。

（5）保持正常体重：女性更受益。婚姻虽然有益健康，但却会影响人们的腰围。长期稳定的婚姻关系让男女的体重都会增加，不过男性更容易出现腹部肥胖，女性则胖得比较均匀健康。结婚后，男性体育锻炼量要比女性少很多。

（6）降低压力：男性更受益。与传统的观点相反，男性比女性更容易受到压力的影响。有配偶陪伴的男性体内压力激素水平会降低，面对压力调节能力也更强。

（7）性生活状况：男性更受益。稳定的婚姻关系对性生活更有好处，特别是在婚后前10年。20世纪90年代进行的调查显示：有49%的已婚男性对性爱高度满意，女性只有42%感到高度满意。美国西雅图华盛顿大学社会学教授派波尔·施瓦兹分析，这可能是因为女性过多地从事了家务劳动。

（8）财务状况的稳定程度：平局。与单身男女相比，已婚男女的财务状况更加稳定。虽然越来越多的女性在经济上更独立，但总体上仍然是女性从婚姻中获得的经济利益更多，而男性主要是从社会和心理因素中得到了满足。

6. 结婚可以减少 6% 的失智症发生

老年痴呆给患者及其家庭都带来了很大的影响，因此及早发现老年痴呆的征兆也可以更好地预防老年痴呆，那么老年痴呆有哪些征兆呢？

精神障碍：精神症状在早期可表现为患者以自我为中心，狂躁，幻觉妄想，抑郁，性格改变，谵妄，等等，情绪不易控制。

书写困难：因书写困难而导致写出的内容词不达意，如写信不能写清含义，这常常是引起家属注意的首发症状，特别是一些文化修养较好的老人。研究认为，书写错误与远记忆障碍有关。

记忆障碍：出现于早期，尤其是近记忆障碍，几小时甚至数分钟前发生的事情都无法回忆。患者日常生活表现为"丢三落四""说完就忘"，反复提问相同的问题或反复述说相同的事情。

语言障碍：找词困难往往是老年痴呆症中最早出现的语言障碍，主要表现在说话时找不到合适的词语，由于缺乏实质词汇而表现为空话连篇；或由于找词困难而用过多的解释来表达，终成唠唠叨叨。

视觉空间技能障碍：在老年痴呆症早期可能有视空间技能障碍，其症状包括不能准确地判断物品的位置。有些痴呆患者在疾病的早期就可能在熟悉的环境中迷路。

行为改变：运动障碍老年痴呆症患者的运动在早期常表现正常，疾病中期患者行为可见幼稚笨拙，常进行无效劳动，无目的劳动。

然而，婚姻却是对抗痴呆症的"缓冲器"。

有一个可爱的伴侣陪你变老是一件美好的事情，经过几十年的共同生活，两个人能够达到的亲密程度是无与伦比的。挪威的研究发现，已婚人士的失智症患病率为 11.2%，显著低于单身人士的 14.1%。作者分析了 6 种不同的婚姻状态（终生未婚、连续性离婚、间歇性离婚、丧偶、连续性已婚、间歇性结婚）与失智症的关系：与连续性已婚组相比，未婚组罹患失智症的风险增加 73%，连续性离婚组的风险增加 66%，间歇性离婚组的风险增加 50%。不过，丧偶组和间歇性结婚组的失智症患病率与连续性结婚的失智症患病率不存在差异。

研究者估算，如果所有的样本均为已婚，可以避免 6% 的失智症病例。《柳叶刀》失智症委员会强调，这个下降的比例相当于禁烟和减肥的效果了。

这个研究提醒没有婚姻没有同居者的老人，要特别注意社会交往，避免社交孤立。首先，消除孤独感是非常重要的。通过保持社交联系、培养兴趣爱好、参加健身活动、学习新技能、参与社区活动以及养宠物，你可以丰富自己的生活、结交新朋友，享受晚年的快乐和满足。让我们珍惜每一天，积极面对晚年的挑战，创造出美好的晚年生活！

7. 如何预防退休抑郁症

为什么退休老人易患抑郁症？大多数都是以下几个原因：

第一，空虚寂寞。以为退休便意味着生命的终结，失去受人尊敬的地位，加上空虚寂寞，便容易发生抑郁。

第二，孤独，被抛弃心理。离退休后失去了社会角色，子女成家，分门立户，如果配偶再过世，孤独心理、被抛弃心理会日益明显，逐渐萌生抑郁心态。

第三，反差心理。离退休前整天忙忙碌碌，不得空闲。离休以后无所事事，强烈的心理反差，产生丧失兴趣，心灰意冷，没精打采的心态，再往前跨一步变成了抑郁。

第四，适应能力降低。尤其是还用老一套方法教育已经成家的子女，会使老人在现实生活中遇到冷落、反感，甚至处处碰壁，于是郁郁寡欢，最终抑郁成疾。

退休后是抑郁症的高发期，如何预防退休抑郁症？著名神经科医生刘秀枝的建议很好[1]：

（1）愈早准备愈好。在接近退休的前几年，更要积极规划，包括把工作或手上的计划圆满结束、经验传承、寻找退休后的合适居处并筹划各种活动。

（2）心理调适好。退休后没有了头衔和权位，头上光环不再，过去所受的礼遇消失，也许会感受到人情冷暖，心理要提早调适。

---

[1] 陈亮恭，杨惠. 迎接你我的超高龄社会［M］. 台北：康健杂志出版社，2015.

（3）从事另一个全职或兼职工作。在这个过渡时期从事另外一些工作，逐渐适应，慢慢退休。

（4）担任志愿者。每星期一天或半天担任志愿者。可以选择与自己专业有关的（比较能驾轻就熟）或是全新的行业（较有新奇感），服务他人，觉得自己有用，且学习新知，加入志愿者团体，结交新朋友，生活更有趣。

（5）终身学习。除了看书、上网和阅读报章杂志外，还可到小区大学、其他公益团体选课，如计算机、摄影、自然生态和古典音乐等，以丰富生活。

（6）保持原有兴趣并培养新的兴趣。例如维持原本喜欢的运动如乒乓球，还可涉足盆栽、学太极拳和打麻将等。

（7）多运动。如果本来就有运动习惯如骑单车，请继续。如没有，至少要多走路、健走，增强体能。

（8）多旅游。不见得一定要出国旅游，国内有许多美景秘境，居家近郊的山间小径、溪流、公园都值得一游。

（9）与亲朋好友和晚辈多相聚。互相串门、喝下午茶、吃商业午餐、一起出游等，不仅可以联络感情，也可以激发生活激情。

8. 如何度过 80 岁后的生命

《次第花开》的作者希阿荣博堪布在书中说到，人生不如意之事十之八九，如果事事都如意的话，那就不是生活了。所以既然人生无常，苦难是底色，我们必得以乐观的心态去面对。日本老年精神科医生和田秀树写了一本书《80 岁的墙》，向超过 80 岁的老人提供了 44 条建议，以便他们更好地走向 100 岁。我认为这 44 条建议是积极的，部分内容我也经常推荐一些朋友家里的老人使用。

44 条建议如下：

（1）坚持步行。

（2）感到烦躁的时候就深呼吸。

（3）运动以身体不会感到僵硬为宜。

（4）夏天吹空调的时候多喝水。

（5）"尿布"对增加行动能力大有裨益。

（6）咀嚼的次数越多，身体和大脑就越有活力。

（7）记忆力衰退不是因为年龄的增长，而是因为长期不使用大脑。

（8）没必要吃很多药。

（9）不必刻意地降低血压值和血糖值。

（10）独处不代表寂寞，而是享受轻松的时间。

（11）偷懒并不是可耻的事情。

（12）无须上缴汽车驾照（考虑到老年人驾驶机动车比较危险，日本悄然兴起了"请老年人上缴驾照"的运动）。

（13）只做喜欢做的事，不做讨厌做的事。

（14）老了也可以有性欲。

（15）无论如何，不要一直足不出户。

（16）想吃什么就吃什么，微胖的身材刚刚好。

（17）不管什么事都细致地做。

（18）不要和自己讨厌的人打交道。

（19）不要一个劲地看电视。

（20）与其和疾病斗争到底，不如和它共生共存。

（21）"车到山前必有路"是让老人幸福的魔法咒语。

（22）吃肉，尤其是便宜的红肉最好。

（23）泡澡时间保持在 10 分钟以内。

（24）睡不着也不用勉强。

（25）做开心的事最有利于提升大脑的活性。

（26）想说什么就说什么，不必有太多顾虑。

（27）尽早找一个"家庭医生"。

（28）不要过度忍耐或者勉强自己，当一个"不良老人"也没什么不好。

（29）有时说过的话朝令夕改也没问题。

（30）人生最后阶段的痴呆是神的恩赐。

（31）停止学习就会变老。

（32）不要贪慕虚荣，拥有现在所拥有的一切就已经很好了。

（33）天真是老人的特权。

（34）越麻烦的事，其实越有趣。

（35）晒太阳会让人开心。

（36）做对别人有益的事。

（37）悠闲地活在今天。

（38）欲望是长寿的源泉。

（39）以乐天派的状态活着。

（40）轻松地呼吸。

（41）生活规则掌握在自己手里。

（42）坦然接受一切。

（43）性格开朗的人会很受欢迎。

（44）笑门开，福自来。

9. 日本的"终活"文化：人生的断舍离

终活并没有严格的年龄界限，无论年龄大小，任何人都可以进行终活。在日本，许多人会在人生的重要转折点开始着手终活，例如退休、子女独立，或是子女结婚。终活是为迎接人生终点的到来所进行的生活上的准备工作。

"终活"的大概步骤是：

40 岁开始精简自己需要使用的物品，扔掉或者处理掉已经不用的物品。

50 岁至 60 岁处理青年时期最爱的运动器械，如赛车、登山器械等，以及家里大型器械和家电等。60 岁时处理掉 50% 的书籍、唱片、玩物。

60 岁至 70 岁要整理银行存折、股票证券、信用卡等，把所有的银行账户归为一个，只留 1 张最方便的银行卡；处理不动产，卖掉不居住的房子，最好选择一个服务良好的、生活方便的地方居住。

70 岁至 80 岁处理各种收藏品（艺术品、古玩等），只留下自己日常仍在玩的东西，处理掉网络上的资产以及汽车，开始依靠公共交通。75 岁应该准备一个手提箱，可以随时去医院、养老院或者自己想去的地方。精简和处理相册，留少量照片，并进行电子化，留一份给子女。

80 岁以上逐步解约各类网络的 ID（注销各种社交媒体账号、邮箱、淘宝、支付宝、优酷、酷狗、K 歌等），只留一个电子支付方式。委托某人或某公司处理最后居住的住房、手机、微信、QQ 等。

终活不是告别而是更好地活在当下。它不仅可以事先规划后事，减轻家人的负担，还有以下几个优点：

首先，能够缓解死亡的焦虑。许多实际进行过终活的人表示，当你在整理过往人生的过程当中，对于死亡的不安会逐渐减低。此外，终活也能够避免死后财产继承的问题，进而减少家庭成员未来不必要的纷争。

而且，终活能够充实你的老后生活。当你把生命的终点看作一个目标时，就可以为"最后一里路"制定计划，让有限的生命变得更加充实，不枉此生。

所以，终活不仅关乎个人，也关系到家人和遗愿的传达。留下临终笔记、预立医疗声明、写遗嘱等举动，都能为亲人在失去之后提供方便和安慰。

总之，终活并不意味着悲伤，而是让我们从容面对生命的延续。它提醒着人们不仅要为未来做打算，更要珍惜当下。

第六章

饮食与生活方式管理

1. 地中海饮食

　　世界卫生组织最新报道，全球每年有近一千万痴呆症新发病例。随着人口老龄化日益严重，老年痴呆是全球主要的公共卫生问题，也是影响大脑最严重的疾病之一。遗憾的是，迄今为止，我们对这种疾病知之甚少，药物治疗仅侧重于缓解症状，无法治愈[①]。

　　任何疾病，预防都是最重要的。

　　研究表明，使用特定的饮食，如地中海饮食、DASH（饮食方法停止高血压）饮食和 MIND 饮食（地中海 –DASH 干预神经退行性延迟饮食），可能有助于预防阿尔茨海默病。今天，我们就来谈谈饮食模式中的地中海饮食。

什么是地中海饮食

　　地中海饮食（Mediterranean Diet），是指希腊、意大利、西班牙等地中海地区国家以蔬菜、水果、鱼类、五谷杂粮、豆类和橄榄油为主的传统饮食文化。研究显示，这种饮食不仅有助于减轻体重、有益于心脏和大脑，还可以降低患轻度认知障碍和阿尔茨海默病的风险。

---

　　① Garre-Olmo J. *Epidemiology of Alzheimer's disease and other dementias* [J]. *Rev. Neurol*，2018，66：377—386.

地中海饮食的特点

它的特点是富含单不饱和脂肪酸、多不饱和脂肪酸、多酚和其他抗氧化剂、膳食纤维和血糖生成指数较低的碳水化合物，以及相对摄入更多的蔬菜。具体来说，是摄入足量的橄榄油、水果、蔬菜、谷类、豆类、坚果类，以及适量的食用鱼类、禽类和红酒，而少量摄入乳制品、红肉、加工肉类和甜食。值得注意的是，在地中海饮食中，总脂肪含量可能中等或较高，占每日总能量需要量的30%—40%。然而，它的特点是单不饱和脂肪酸和多不饱和脂肪酸之间的有益关系，这与橄榄油和鱼的高摄入与低红肉类摄入有关。在这种饮食中，还可以观察到用餐时红酒消费量的增加，这是多酚的宝贵来源①。

地中海饮食的有益效果归因于食品及其营养物质具有潜在的神经保护作用

这些产品包括富含 omega-3 脂肪酸的鱼和坚果，含有多酚的葡萄酒，以及富含抗氧化剂的水果、蔬菜和谷物。目前的文献资料大多证实了地中海饮食对认知障碍发病率的有益影响。Anastasiou C. 等人的研究是由 1865 名 64 岁及以上的参与者进行的。在这项研究中，90 名参与者发展为痴呆，68 名被诊断为阿尔茨海默病，223 名发展为轻度认知障碍。使用膳食频率问卷对地中海饮食的依从性进行评估，参与者对地中海饮食的依从性得分从 0 到 55 个单位不等。这项研究将坚持地中海饮食的参与者得分越高，他们在记忆力、语言、执行功能和视觉空间感知等认知领域的得分越高。研究还发现，痴呆症患者吃的蔬菜、水果和鱼更少。值得一提的是，每周吃一次鱼可将患痴呆症的风险降低 9.8%。已有研究表明，遵循地中海饮食可降低患痴呆症的风险，这表明地中海饮食与人类认知能力之间存在正相

---

① Trichopoulou A，Martínez-González M A，Tong T Y，Forouh N G，Khandelwal S，Prabhakaran D，Mozaffarian D，de Lorgeril M. *Defifinitions and Potential Health Benefifits of the Mediterranean Diet:Views from Experts around the World*［J］. *BMC Med*，2014，12：112.

关关系[①]。

地中海饮食怎么吃

（1）保证食物多样化：在你的盘子里装满各种各样的食物。

（2）每天吃水果、蔬菜、全谷物、豆类、坚果、豆类、橄榄油、香草和香料。

（3）每周至少吃两次海鲜和鱼。

（4）家禽、鸡蛋、奶酪和酸奶都可以适量食用。

（5）红肉和糖果最好留作偶尔的点心。

（6）偶尔喝一杯红酒是可以接受的。

（7）每天摄入足够的水分：1500—2000ml。

世界卫生组织建议，地中海饮食可推荐给认知功能正常的成年人和轻度认知障碍的人，以减少发生认知能力下降和痴呆的风险。

---

① Anastasiou C A, Yannakoulia M, Kosmidis M H, Dardiotis E, Hadjigeorgiou G M, Sakka P, Arampatzi X, Bougea A, Labropoulos I, Scarmeas N. *Mediterranean Diet and Cognitive Health: Initial Results from the Hellenic Longitudinal Investigation of Ageing and Diet*［J］. *PLoS ONE*，2017，12：e0182048.

2. DASH 饮食

DASH 饮食也叫终止高血压的饮食疗法，是 1997 年美国国立卫生研究院在一项大型高血压防治研究中被研究出来的针对高血压的饮食，后来发现这种饮食也适用于控制体重、预防糖尿病、保护心脑血管等。

DASH 饮食旨在预防高血压。多年来，它也成为研究认知功能的科学家感兴趣的课题。对 DASH 饮食的兴趣源于已证实的血压与认知功能之间的关系。一些研究表明，高血压和低血压会影响脑灌注，从而影响不同的认知领域[1]。目前来自观察性研究的数据表明，DASH 饮食可能对认知功能产生积极影响，包括阿尔茨海默病。Cache County 研究发现，DASH 饮食与认知功能之间存在良好的联系。研究结果显示，DASH 饮食和地中海饮食都与认知功能的改善呈正相关。此外，该研究还发现，较好的精神状态、考试分数与豆类、坚果和全谷物的摄入量增加有关[2]。这些结果与 Tangney C. 等人对老年人进行的另一项前瞻性队列研究一致，在该研究中，DASH 饮食与认知能力下降的速度较慢有关[3]。研究表明，DASH 饮食可能

---

[1] Novak V, Hajjar I. *The Relationship between Blood Pressure and Cognitive Function* [J]. *Nat. Rev. Cardiol*, 2010, 7: 686—698.

[2] Wengreen H, Munger R G, Cutler A, Quach A, Bowles A, Corcoran C, Tschanz J T, Norton M C, Welsh-Bohmer K A. *Prospective Study of Dietary Approaches to Stop Hypertension and Mediterranean-Style Dietary Patterns and Age-Related Cognitive Change:The Cache County Study on Memory, Health and Aging* [J]. *Am. J. Clin. Nutr*, 2013, 98: 1263—1271.

[3] Tangney C C, Li H, Wang Y, Barnes L, Schneider J A, Bennett D A, Morris M C. *Relation of DASH- and Mediterranean-like Dietary Patterns to Cognitive Decline in Older Persons* [J]. *Neurology*, 2014, 83: 1410—1416.

与降低患阿尔茨海默病的风险有关。其中一项研究是 Morris M. C. 等人的研究，该研究表明严格坚持 DASH 饮食和地中海饮食，适度坚持 MIND 饮食可能与患阿尔茨海默病的风险较低有关[①]。

DASH 饮食特点：核心原则是低盐、低脂肪、低胆固醇，配合高镁、高钾、高钙和高纤维素的食物，不仅可以控制和预防高血压，还能降低患糖尿病、肾脏病、心脏病以及中风的风险。主要包括摄取足够的蔬菜、水果、低脂（或脱脂）奶，以保证钾、镁、钙等离子的摄取，并尽量减少饮食中油脂特别是富含饱和脂肪酸的动物性油脂，如肥肉、全脂奶和热带植物油（可可油、棕榈油、椰子油），从而有效降低血压。得舒饮食富含水果、蔬菜、全谷类以及低脂食物，包含鱼、肉、家禽、坚果与豆类，并且限制高糖食物及饮料、红肉以及添加脂肪的摄取，最最重要的还要减少盐的摄入（每日钠 <2.3 克，最好 1.5 克以内）。

DASH 饮食要求

足量吃：蔬菜、水果、低脂乳制品。

适量吃：全谷物、根茎类、鱼禽肉、坚果类。

控制吃：钠 / 盐、红肉、甜品、含糖饮料。

减少吃：饱和脂肪（猪油、奶油）、反式脂肪酸（植脂末、起酥油）、胆固醇（肥肉）。

外出就餐控盐 TIPS

（1）让盐罐远离你的视线：这个简单的第一步可以作为习惯。

（2）科学点菜：学会查看营养信息，在菜单上避免如腌制、熏制、酱油等菜肴。

（3）对盐有要求：可以要求餐厅备餐不添加盐、味精或其他咸味成

---

① Morris M C, Tangney C C, Wang Y, Sacks F M, Bennett D A, Aggarwal N T. *MIND Diet Associated with Reduced Incidence of Alzheimer's Disease*［J］. *Alzheimer's Dement*，2015，11：1007—1014.

分，远离培根、泡菜、橄榄和奶酪等可能高盐的食品。

（4）计较一切调料酱汁的盐：对芥末、番茄酱、辣根、泡菜和含盐成分的酱汁来说，一点点就够了。

（5）选择健康的开胃菜和配菜：选择水果或蔬菜，而不是咸味零食、薯条或高盐干果）。

3. MIND 饮食

MIND 饮食是由拉什大学医学中心已故的营养流行病学家玛莎·克莱尔·莫里斯（Martha Clare Morris）通过一项由美国国家老龄化研究所（National Institute on Aging）资助的研究开发的，该研究于 2015 年首次发表。这项观察性研究发现，符合 MIND 饮食的人患阿尔茨海默病的风险降低了 53%[①]。

MIND 饮食建议

（1）每天吃 1 杯的绿叶蔬菜。

（2）每周吃 5.5 杯的浆果。

（3）每天吃全谷物和其他蔬菜。

（4）每天喝 1 杯葡萄酒（可选）。

（5）大部分时间吃坚果，每隔 1 天吃半杯豆子。

（6）每周至少吃 2 次家禽和半杯浆果（蓝莓是最好的）。

（7）每周至少吃 1 次鱼。

（8）特级初榨橄榄油，每天 2 汤匙，是烹饪时的首选，代替黄油、人造黄油或植物油。

（9）每周食用少于 4 份红肉和香肠等肉制品。

（10）每周吃少于 5 份甜食或糕点。

---

① Morris M C，Tangney C C，Wang Y，et al. *MIND diet slows cognitive decline with aging*［J］. *Alzheimers Dement*，2015，11（9）：1015—1022.

（11）每周食用 2 份 1 盎司（约 30g）或更少的全脂奶酪。

日常我们该怎么吃

MIND 膳食模式建议人群多食用绿叶蔬菜、坚果、豆类、全谷类、鱼类和禽类食品，用橄榄油烹饪食品，饮食需以天然植物性食物为基础，限制动物性及高饱和脂肪酸食物的摄入。我们以将上述内容进行分类：分为 10 种对大脑有益的食物，5 种不健康的食物。

十种有益的食物：

（1）新鲜绿叶蔬菜：建议每周吃至少 6 份新鲜绿叶蔬菜，例如 1 份生菜约为 90 克。

（2）其他新鲜蔬菜：除新鲜绿叶蔬菜外，每天还应吃至少 1 份其他新鲜蔬菜，例如 1 份胡萝卜（生）约为 36 克。

（3）浆果：每周吃至少 2 份浆果，如蓝莓、草莓、覆盆子等，例如 1 份蓝莓或者草莓约为 75 克。

（4）坚果：每周吃至少 5 份坚果，可以选择混合坚果，但注意不要吃过量，例如 1 份巴旦木约为 28 克。

（5）豆类：每周吃至少 4 次豆类，例如 1 份豆腐约为 100 克。

（6）全谷物：每天吃至少 3 份全谷物，例如 1 份约为 1 片全麦面包（约 25 克）。

（7）鱼类：每周吃至少 1 次新鲜鱼类，要注意此处不推荐油炸的鱼肉。

（8）禽肉：每周吃至少 2 次新鲜禽肉，要注意此处不推荐炸鸡等。

（9）橄榄油：最好将橄榄油作为主要烹调油。

（10）葡萄酒：每天喝一杯葡萄酒（非必需）。

五种不健康的食物：

（1）红肉及加工肉制品：每周吃红肉及加工肉制品不超过 3 次，包括所有牛肉、猪肉、羊肉及其肉制品。

（2）黄油和人造奶油：每天吃黄油和人造奶油少于 1 次。尽可能食用橄榄油代替。

（3）芝士：每周吃芝士小于 1 份（1 份黄油芝士约为 28 克）。

（4）糖果点心：每周小于 5 份（1 份糖果约为 28 克），包括大多数加工过的垃圾食品和甜点。

（5）油炸食品：最好每周少于 1 次。

针对使用 MIND 饮食模式人群的建议：

（1）若未完全达到要求，也请不要放弃 MIND 饮食。研究表明，遵循 MIND 饮食后，即使适量食用（饮食里包括这些食物，但不是严格遵守）也可以降低阿尔茨海默病的风险。

（2）并非限制只能吃这 10 种食物，鼓励食物多样化。当然如果严格执行，效果可能越好。

（3）MIND 饮食强调了浆果和绿叶蔬菜的摄入量，但没有硬性要求水果、乳制品、马铃薯及鱼的必须摄入量，建议结合《中国居民膳食指南 2022》制定一个自己能执行的模式。

4. MIND 饮食对认知的影响

MIND 膳食模式全称是地中海 –DASH 干预神经退行性病变膳食模式，是一种结合了地中海膳食和 DASH 膳食的特征。它的发明旨在延缓认知衰退、预防老年痴呆。虽然没有最完美的方法可以预防阿尔茨海默病或者其他类型的痴呆症，但吃健康的食物，比如绿叶蔬菜、坚果和浆果等可能会降低个体患这种大脑疾病的风险[①]。

MIND 饮食模式的益处有哪些呢？

MIND 膳食模式强调了多吃富含抗氧化物质和维生素的植物性食物，尤其是深绿叶蔬菜和浆果，而少吃含有高脂肪和高糖的动物性食物。无论是 MIND 饮食还是地中海饮食和 DASH 饮食，都是以植物性食物为基础的，它强调大量食用绿叶蔬菜、坚果和蓝莓，因为它们具有神经保护作用[②]。

MIND 饮食是基于十组可能对大脑健康有益的产品和五组禁忌产品。推荐的产品包括绿叶蔬菜、其他蔬菜、坚果、浆果、豆类、全谷物产品、鱼、家禽、橄榄油和红酒。

绿叶蔬菜含有潜在的神经保护物质，如叶酸、叶黄素、山奈酚和 β –胡萝卜素。

MIND 饮食的推荐摄入量应该超过每周 6 份。Morris M. C. 等人的研究

---

① Morris，M C，Tangney C C，Wang Y，Sacks F M，Bennett D A，Aggarwal N T. *MIND Diet Associated with Reduced Incidence of Alzheimer's Disease*［J］. *Alzheimer's Dement*，2015，11：1007—1014.

② Marcason W. *What Are the Components to the MIND Diet?*［J］. *J. Acad. Nutr. Diet*，2015，115：1744.

发现，每天吃大约一份绿叶蔬菜可以减缓认知能力的下降[1]。

蓝莓是花青素的丰富来源。Carey A. N. 等人已经证实蓝莓对大脑功能的影响是动物模型。这项研究表明，吃蓝莓可能与小胶质细胞激活率较低和神经可塑性改善有关，这可能与未来更好的记忆功能有关[2]。

同样值得注意的是，葡萄酒含有丰富的多酚，包括白藜芦醇，它还具有潜在的神经保护作用[3]。

MIND 饮食的主要脂肪来源是坚果和橄榄油。建议经常吃坚果，包括以零食的形式，每周至少 5 份（一份约 30 克）。坚果是亚麻酸、植物甾醇、维生素 B_1 和维生素 E 的丰富来源。文献已经证明，吃坚果可以降低患 II 型糖尿病的风险。

MIND 饮食中蛋白质的来源是鱼和家禽。根据这种饮食，家禽应该每周至少吃两次，不应该油炸。鱼类富含 PUFAs，包括 DHA 和 EPA。Sanchez-Romero 等人的研究分析了患有阿尔茨海默病的人，证明了食用富含 DHA 和 EPA 的鱼油与改善红细胞膜状况和减少氧化应激有关。

MIND 饮食禁忌的食物是红肉、黄油、奶酪、糖果、油炸食品和快餐，这些食物含有大量的糖和饱和脂肪酸。一些研究发现，摄入糖与较差的认知能力有关，吃瘦肉或鱼比吃垃圾食品在认知领域表现更好。

评估 MIND 饮食对人类认知和阿尔茨海默病影响的研究表明，MIND 饮食可能与降低认知障碍风险呈正相关。Morris M.C. 等人的一项研究将 MIND 饮食与一般认知功能和个体认知领域（即情景记忆、语义记忆、工

① Morris M C，Wang Y，Barnes L L，Bennett D A，Dawson-Hughes B，Booth S L. *Nutrients and Bioactives in Green Leafy Vegetables and Cognitive Decline:Prospective Study*［J］. *Neurology*，2018，90：e214—e222.

② Carey A N，Gildawie K R，Rovnak A，Thangthaeng N，Fisher D R，Shukitt-Hale B. *Blueberry Supplementation Attenuates Microglia Activation and Increases Neuroplasticity in Mice Consuming a High-Fat Diet*［J］. *Nutr. Neurosci*，2019，22：253—263.

③ Gorji N，Moeini R，Memariani Z. *Almond, Hazelnut and Walnut, Three Nuts for Neuroprotection in Alzheimer's Disease:A Neuropharmacological Review of Their Bioactive Constituents*［J］. *Pharmacol. Res*，2018，129：115—127.

作记忆、感知速度和感知组织）的缓慢衰退联系起来①。Cherian L. 等人的一项研究评估了 MIND 饮食对中风幸存者认知功能的影响，发现 MIND 饮食减缓了整体认知和语义记忆的下降②。

　　McEvoy C.T. 等人进行的一项基于人群的横断面研究支持 MIND 饮食能改善认知功能。该研究表明，MIND 饮食与更好的认知功能相关，并降低认知障碍的风险③。Hoskking D.E. 等人进行的一项长达 12 年的澳大利亚研究也表明，MIND 饮食与认知障碍的风险较低有关。Morris M.C. 等人的一项研究评估了 MIND 饮食对患阿尔茨海默病风险的直接影响。本研究的随访时间约为 4.5 年，结果显示，使用 MIND 饮食与降低患阿尔茨海默病的风险相关，并且 MIND 饮食可能比地中海饮食和 DASH 饮食提供更大的认知益处。MIND 饮食是治疗阿尔茨海默病的有益饮食模式。它可以减缓认知功能总体和个体认知领域衰退的影响。

　　① Morris M C，Tangney C C，Wang Y，Sacks F M，Barnes L L，Bennett D A，Aggarwal N T. *MIND Diet Slows Cognitive Decline with Aging*［J］. *Alzheimer's Dement*，2015，11：1015—1022.

　　② Cherian L，Wang Y，Fakuda K，Leurgans S，Aggarwal N，Morris M. *Mediterranean-Dash Intervention for Neurodegenerative Delay（Mind）Diet Slows Cognitive Decline After Stroke*［J］. *J. Prev. Alzheimer's Dis*，2019，6：267—273.

　　③ McEvoy C T，Guyer H，Langa K M，Yaffe K. *Neuroprotective Diets Are Associated with Better Cognitive Function: The Health and Retirement Study*［J］. *J. Am. Geriatr. Soc*，2017，65：1857—1862.

5. 围绝经期饮食

围绝经期是女性衰老的一个自然过程，最常发生在女性45—55岁之间，除了简单的月经发生了改变以外，基础代谢下降，容易出现肥胖。也会因月经停止和雌激素水平下降后出现疲劳、焦虑、情绪波动和潮热等症状。有研究发现，老年女性认知功能下降的峰值与绝经期内脏脂肪增加、能量稳态失衡及骨质流失是同步的[1]。

一种自然、可持续和健康的方法来抵消围绝经期的影响是通过改善饮食习惯和生活方式。

对围绝经期有益的饮食是一种以植物为主的全食物饮食。主要以健康的饮食和生活方式计划为主，以植物为重点，少量或适量的动物产品，限量的酒精、添加糖、钠和饱和脂肪。

围绝经期饮食[2]要求：

（1）专注于植物性的全食物饮食计划。

（2）吃饭要有规律，但不要在晚上8点以后吃东西。

（3）目标是每餐摄入25—30克蛋白质。

（4）每周吃两次海鲜来补充omega-3脂肪酸。

（5）保持充足的水分。

（6）限制酒精、钠和添加糖。

---

[1] Sowers M，et al. *Changes in body composition in women over six years at midlife: ovarian and chronological aging* [J]. *J. Clin. Endocrinol. Metab*，2007，92：895—901.

[2] Kathleen Zelman.*Menopause Diet:What You Can Eat to Alleviate Symptoms* [OL]. [2024-01-11].https://health.usnews.com/best-diet/menopause-diet.

（7）结合力量训练和有氧运动。

沃德说："我们已经探索了目前的科学研究，并推测，植物性饮食计划，而不是素食主义，加上定期的体育锻炼，可以提供一种减少潮热、管理睡眠、提高能量水平和减少情绪波动的自然方法。"此外，她补充说，围绝经期饮食计划可以降低患癌症和其他慢性疾病的风险，促进心脏、大脑和骨骼的健康。

亚特兰大的围绝经期专家特尼夸·米勒博士也认为，衰老会导致更多的胰岛素抵抗、肌肉量减少和新陈代谢减慢，因此饮食应该限制添加糖和酒精，因为它们更有可能以腹部脂肪的形式储存起来。

而规律饮食可以提供稳定的葡萄糖来源来控制能量水平。

沃德建议：

（1）每天吃3顿饭，限制咖啡因、酒精、钠和饱和脂肪，并在晚餐后停止进食。

（2）遵循身体的节奏，晚饭后不要吃东西，这样就能睡得更好，醒来时肚子饿，在一天中活跃的时候代谢掉大部分卡路里。

（3）每餐从植物和动物中摄取25—30克蛋白质，每天从全谷物、坚果、种子、农产品和豆类中摄取25—30克纤维。

（4）每周吃两顿海鲜可以提供必需的omega-3脂肪酸。

如果不喜欢吃海鲜，可以服用omega-3脂肪酸补充剂，因为它们对大脑有好处，可以对抗脑雾。保持充足的水分可以对抗低能量和脑雾疲劳。

米勒推荐的间歇性禁食方法与饭后不吃东西类似，不仅是为了减肥，也是为了代谢健康。在你的卡路里预算内，植物性饮食包括瘦肉蛋白、乳制品、鸡蛋和海鲜，以及5份水果和蔬菜、全谷物和坚果，这些都能提供营养。

围绝经期与体力活动：

在围绝经期，女性会开始失去肌肉，增加脂肪。所以，除了健康的饮食之外，运动是保持健康体重和身体组成的重要组成部分，在不损失肌肉的情况下减肥。体育锻炼不仅可以燃烧卡路里，增强肌肉和骨骼，而且还可以减少潮热的频率和严重程度，尤其是力量训练。

在绝经期／绝经后妇女中，肌肉量、骨量、肌肉力量和肌肉功能都随着年龄的增长而逐渐下降。雌激素分泌减少被认为是导致肌肉质量、力量和功能下降的因素之一。运动生理学家、《50岁以后的食物和健康》一书的合著者鲍勃·默里认为：肌肉萎缩是衰老的正常现象，因此需要足够的蛋白质和体力活动。建议有氧运动和力量训练相结合，有规律的体育活动通过对肌肉和骨骼细胞施加压力和刺激来保护这些细胞，从而使肌肉和骨骼更健康、功能更强。

6. 如何延缓衰老

衰老是阿尔茨海默病最重要的风险因素，认知功能障碍和线粒体结构功能异常也是阿尔茨海默病的重要病理特征[①]，但是衰老如何导致阿尔茨海默病的发生发展并不清楚。目前市场上宣称具有抗衰老效果的药物、保健品、膳食补充剂等层出不穷，而通过健康生活方式预防以及减少衰老负担的关注越来越少。我们来介绍一下运动、营养、热量限制、间歇性禁食、天然产品中的植物化学物质、8 种益生元和益生菌以及充足的睡眠对模式生物和人类衰老的影响。这些干预措施可以与健康的生活方式相结合，以减少衰老和炎症，并延缓衰老的后果[②]。

运动对衰老的影响

"运动可以延缓衰老"这句话大家耳熟能详，甚至天天放在嘴边。但是目前有研究揭示，高强度的运动对身体有害。例如，在极端强度下游泳会导致疲惫，从而导致大鼠海马衰老并损害记忆[③]。这一观察结果是应激

---

① Moreira P I, Carvalho C, Zhu X, Smith M A, &Perry G. *Mitochondrial dysfunction is a trigger of Alzheimer's disease pathophysiology* [J]. *Biochimica et biophysica acta*, 2010, 1802（1）: 2—10.

② Martel J, Ojcius D M, Young J D. *Lifestyle interventions to delay senescence* [J]. *Biomed J*, 2023, 47（2）: 100676.

③ Liu B, Liu W, Liu P, Liu X, Song X, Hayashi T, et al. *Silibinin alleviates the learning and memory defects in overtrained rats accompanying reduced neuronal apoptosis and senescence* [J]. *Neurochem Res*, 2019, 44（8）: 1818—1829.

刺激反应的一个明显迹象，表明低强度或中等强度的运动对健康有益，而过度强度和过度训练则会产生有害影响[①]。

因此，《中国居民膳食指南 2022》建议，最佳的运动方式是：每周坚持 5 天中等强度运动量，累计时长在 1.5 小时左右，同时每天走路够 6000 步即可[②]。

饮食对衰老的影响

民以食为天，吃饭对我们而言不仅仅是为了生存，更是为了那份心情。很多人都会抱怨，好吃的东西都不健康，健康的东西都吃不下。病从口入不是没有依据的。目前国内外已有很多研究证实高糖饮食、暴饮暴食和葡萄糖代谢紊乱可能会增加衰老负担，而热量限制（CR）和间歇性禁食可能会减少衰老细胞的数量。CR 主要为减少从食物中摄入的能量，而不会导致营养不良。间歇性禁食 30 天（每天 17—19 小时）有降低健康男性血液中衰老标志物 p16INK4A 和 p21 表达的趋势[③]。运动后，高蛋白饮食有助于诱导肌肉增加和减少炎症。但有趣的是，有学者发现，50—65 岁的成年人食用高蛋白饮食（>20% 的卡路里来自蛋白质），总死亡率高出 78%，癌症死亡率高出 4 倍，而 65 岁以上的人群食用高蛋白饮食，总死亡率和癌症死亡率均降低，这一趋势正好相反。如果蛋白质为植物来源，那么食用高蛋白饮食的成年人死亡率较高的现象在一定程度上就会减弱[④]。富含多酚的草药提取物，如槲皮素、胡椒碱和非塞酮也具有抗衰

① Mattson M P. *Hormesis defined* [J]. *Ageing Res Rev*, 2008, 7（1）: 1—7.

② 中国营养学会. 中国居民膳食指南 [M]. 北京：人民卫生出版社，2022.

③ Yang C, Jiao Y, Wei B, Yang Z, Wu J F, Jensen J, et al. *Aged cells in human skeletal muscle after resistance exercise* [J]. *Aging（Albany NY）*, 2018, 10（6）: 1356—1365.

④ Levine M E, Suarez J A, Brandhorst S, Balasubramanian P, Cheng CW, Madia F, et al. *Low protein intake is associated with a major reduction in IGF-1, cancer, and overall mortality in the 65 and younger but not older population* [J]. *Cell Metab*, 2014, 19（3）: 407—417.

老特性[1]。水飞蓟草药提取物在体外对人体皮肤细胞具有抗衰老作用。富含植物化学物质的饮食，如强调植物性食物和健康脂肪的地中海饮食，可能会减少衰老细胞的积累。因此，用食用地中海饮食4周的老年受试者的血清培养内皮细胞，导致细胞内活性氧和凋亡减少，端粒短的细胞数量减少[2]。

降糖药二甲双胍对衰老的影响

二甲双胍是法国丁香的合成衍生物，丁香是一种草本植物，在欧洲传统上用于治疗糖尿病。该化合物目前作为一种抗衰老营养保健品生产使用，在健康人群中减少与衰老相关的慢性疾病症状。但目前有学者发现，二甲双胍抵消了运动对老年人胰岛素敏感性和线粒体呼吸的有益作用，这表明二甲双胍和运动等应激结合可能对老年人产生有害的累加效应[3]。鉴于大量健康老年人可能很快开始使用二甲双胍来延缓衰老，这些潜在的不良反应需要在临床试验和批准后的药物安全监测中进一步关注。

肠道菌群：益生元和益生菌对衰老的影响

肠道菌群在衰老过程中变化很大，并与有益共生菌的多样性减少和水平降低有关[4]。现在人们认识到，肠道微生物群介导了膳食成分和药物化

---

① Marin C，Delgado-Lista J，Ramirez R，Carracedo J，Caballero J，Perez-Martinez P，et al. *Mediterranean diet reduces senescence-associated stress in endothelial cells* [J]．*Age（Dordr）*，2012，34：1309—1316.

② Konopka A R，Laurin J L，Schoenberg H M，Reid J J，Castor W M，Wolff C A，et al. *Metformin inhibits mitochondrial adaptations to aerobic exercise training in older adults* [J]．*Aging Cell*，2019，18（1）：e12880.

③ Nagpal R，Mainali R，Ahmadi S，Wang S，Singh R，Kavanagh K，et al. *Gut microbiome and aging: Physiological and mechanistic insights* [J]．*Nutr Healthy Aging*，2018，4（4）：267—285.

④ Zhang Q，Hu N．*Effects of metformin on the gut microbiota in obesity and type 2 diabetes mellitus* [J]．*Diabetes Metab Syndr Obes*，2020，13：5003—5014.

合物的几种有益作用，包括二甲双胍[①]和膳食纤维[②]。益生菌还可以通过防止衰老细胞的形成而产生有益作用，临床上是否真正有益于延缓衰老还有待进一步的人群研究。

睡眠剥夺对衰老的影响

熬夜似乎是新时代年轻人的特点。无论是动物还是人群，睡眠也被广泛认为对健康有益。睡眠破碎、睡眠不足和失眠会增加炎症和衰老，可能导致衰老相关疾病的发生[③]。2023 年，来自德国神经科学与医学研究所的科学家在《神经科学杂志》上报道，从过去的研究中就发现，睡眠不足会从多个层面影响人类大脑，并且睡眠质量与年龄是密切相关的，最显著的特征便是年龄越大睡眠质量会越差。而反过来，睡眠紊乱则可能会增加衰老进程[④]。换句话说，一旦出现一晚不睡的情况，大脑就会在第二天瞬间变老，这种变化不需要累积，会在一夜之间发生[⑤]。所以大家不要熬夜了。

① Schachter J, Martel J, Lin C S, Chang C J, Wu T R, Lu C C, et al. *Effects of obesity on depression: A role for inflammation and the gut microbiota* [J]. *Brain Behav Immun*, 2018, 69: 1—8.

② Boyajian J L, Ghebretatios M, Schaly S, Islam P, Prakash S. *Microbiome and human aging: Probiotic and prebiotic potentials in longevity, skin health and cellular senescence* [J]. *Nutrients*, 2021, 13 (12).

③ Carroll J E, Prather A A. *Sleep and biological aging: A short review* [J]. *Curr Opin Endocr Metab Res*, 2021, 18: 159—164.

④ Congying Chu, Sebastian C, et al. *Total sleep deprivation increases brain age prediction reversibly in multi-site samples of young healthy adults* [J]. *J Neurosci*, 2023.

⑤ Rebecca Sohn. *Human brain looks years older after just one night without sleep, small study shows* [OL]. [2023-02-28]. https://www. livescience. com/human-brain-looks-years-older-after-just-one-night-without-sleep-small-study-shows.

7. 预防老年痴呆的 12 种生活方式

老年痴呆，熟悉且陌生的词语，真真切切存在于生活中，特别是发生在老年人人群中，一旦患病，无药可治。因此，专家呼吁大家预防为主。如何预防？现推荐以下 12 大妙招：

（1）饮食要低糖、低盐、低脂：饮食长期高糖、高盐、高脂易使血压升高、脑动脉硬化，易患痴呆。所以，中老年人的饮食应低糖、低盐、低脂，而富含多种维生素和微量元素。

（2）常吃富含胆碱的食物：胆碱有助于乙酰胆碱的生成，乙酰胆碱能增强记忆力。含胆碱丰富的食物有豆类及其制品、蛋类、花生、核桃、鱼、瘦肉等。

（3）常吃富含维生素 B 族的食物：维生素 B 族能有效地降低老年痴呆的发病率。富含维生素 B 的食物有臭豆腐、贝类、海带、肝、肾、白菜和萝卜等。

（4）保证睡眠：睡眠要深，每天以 7—9 小时为宜，使大脑得到充分休息，保持脑细胞活力和精力旺盛。睡眠时血液循环缓慢，睡得过久会增加心脏和脑血管血栓的危险。

（5）吃饭要吃七分饱：临床研究发现，每餐都吃得很饱的人极易患老年痴呆症。因此专家建议，老年人每餐都应只吃七分饱，这样不但能起到预防老年痴呆症的作用，还能很好地保护消化系统。

（6）要勤动脑：人的思维功能也是"用进废退"的，大脑接受的信息越多，脑细胞就越发达、越有生命力。因此，老年人应经常进行一些脑力活动，如看书、下棋等。

（7）严格戒烟：吸烟时间越长，每天吸烟量多，脑动脉硬化越明显，易导致大脑供血不足，脑组织萎缩，导致痴呆。

（8）积极参加有氧锻炼和运动：有氧锻炼和运动能使血液循环加快，大脑供血量增加，脑细胞得到充足的营养，脑细胞活力增强，预防痴呆。

（9）少饮或不饮烈性酒：酒精能使大脑细胞密度降低，脑组织萎缩，脑功能降低，反应迟钝。

（10）治疗便秘：肠道内细菌能将未被消化的蛋白质分解成氨、硫化氢、吲哚等有毒物质，并被血液吸收。便秘时大便滞留于肠道过久，上述有毒物质随血液循环过量进入大脑，可导致智力下降。

（11）控制铝质炊具的使用：铝与酸、碱、盐都可发生化学反应，常用铝质炊具加工或盛放含酸、碱、盐的食物，食物易被游离出来的铝元素污染。进入身体的铝会损害中枢神经系统，引起智力下降，导致痴呆。

（12）要经常活动手指：临床研究发现，人活动手指可以给脑细胞以直接的刺激，对延缓脑细胞的衰老有很大的好处。因此，老年人可通过打算盘、在手中转动健身球、练习双手空抓、练书法、弹奏乐器、手指操等方式来运动手指，从而可预防老年痴呆症的发生。

手和脑关系密切，中老年人如能每天坚持做手指操，活动手指关节、刺激手掌，改善手的血行，有助于大脑血流通畅，既能健脑，又可以预防老年痴呆的发生。

专家认为，哪怕仅仅做到其中的几样，也能大幅减少老年痴呆症的发病率。

第七章

惠州市认知衰退症预防干预体系研究

1. 未来的最大变数是超老龄社会

有研究指出，影响我国未来的最大变数是超老龄社会。

国际上通常把65岁以上人口占社会总人口的比例在14%—20%之间，作为这个国家或地区进入老龄社会的标准。如果65岁以上人口占社会总人口的比例大于或等于21%，表示这个国家或地区进入重度老龄社会，或者叫超高龄社会、过度老龄社会。根据国家统计局2023年1月发布的数据，我国现有65岁及以上人口占总人口的14.9%（20 978万人），表明我国已经进入中度老龄化社会。有专家测算，我国将在2035年前后进入超老龄社会。

从全球的数据看来，人口的寿命越来越长，这是好事，但也可能产生新的社会问题，甚至社会危机。因此，在近10年很多发达国家和发展中国家已经以国家战略的高度在积极应对社会老龄化。

根据国际经验，老年社会的最大困境就是失能、失智的人口增加，特别是老年痴呆症将会流行。

世界卫生组织（WHO）认为，痴呆症是目前除了传染病以外最大的、最紧急的公共卫生与健康问题，甚至已经构成公共卫生危机。在WHO倡导下，全球所有进入老龄社会的国家，都在寻求痴呆症危机的积极应对方法，各国所采取的策略、措施和行动，对于我国而言都有借鉴作用。

痴呆症，即失智症，又称为认知症（本书根据不同的语境使用"痴呆症""失智症"或者"认知症"，三者的含义相同）。伴随着年龄的增长，认知力出现衰退。如果认知力衰退速度比正常衰老速度快，就可以被认为是认知衰退症。认知衰退症的严重阶段就是痴呆症。由于痴呆症高发于老年人，又被俗称为老年痴呆。痴呆症的认知能力损害通常伴有情感控制能力、社会行为和动机的衰退，这给患者的家庭生活、社会管理带来麻烦甚至灾难。对于个体而言，重度痴呆几乎等于失去自我的一切；对家庭而言，痴呆症在破坏患者自己的生存能力和缩短自身生命的同时，也明显降低了照顾患者的照料人以及患者家庭其他成员的生活质量。

国际上的研究表明，老年痴呆的发病，与患者中青年时期的生活方式和习惯有着密切联系。所以，我们的防控工作需要年轻化、结构化、系统化。近10年来，以美国为首的许多发达国家都把"脑科学"作为国家科研战略，都在积极探索如何解决脑健康、认知力、脑机接口以及痴呆症流行的问题，并取得了一定的进展。很多国家通过政府行动，带动社会、组织、家庭和个人重视应对老年痴呆危机[①]，效果明显，值得学习、借鉴。

---

① 王丹，刘跃华，朱学敏. WHO和25个国家（地区）应对失智症行动计划及其对我国的启示［J］. 中国全科医学，2022，25（25）：3075—3082.

2. 积极应对社会老龄化

2017 年国家卫计委发布了《"十三五"健康老龄化规划》，正式把健康老龄化纳入国家规划。2020 年中国共产党第十九届中央委员会第五次全体会议提出"实施积极应对人口老龄化国家战略"。2021 年中共中央、国务院下发了《中共中央 国务院关于加强新时代老龄工作的意见》，同时国务院印发了《"十四五"国家老龄事业发展和养老服务体系规划》。这些文件提出了积极老龄化是国家战略的思想，系统性地提出了让我国老年人老有所医、老有所养、老有所为的健康老龄化政策，并要求各级政府和社会完善居家和社区养老服务，推进医养结合，打造老年宜居环境，以实现人口健康老龄化的策略。

我国政府非常重视失智失能的防控工作。

2020 年国家卫生健康委老龄司印发《关于开展老年人失能（失智）预防干预试点工作的通知》（国卫老龄健康服务便函〔2020〕36 号），提出要组织开展老年人失能（失智）预防干预试点工作，并要求试点地区在 2022 年公众对老年痴呆的知晓率达到 80% 以上，对 65 岁的居民认知筛查率达到 80% 以上。但这是一项艰巨的工作，不少试点地区完成得并不顺利。

2023 年 5 月国家卫生健康委印发了《开展老年痴呆防治促进行动（2023—2025 年）》，要求各地要开展以下 4 个方面的工作：一是宣传老年痴呆防治科普知识；二是开展老年人认知功能筛查及早期干预；三是进行专项培训辅导；四是建立老年痴呆防治服务网络。《开展老年痴呆防治促进行动（2023—2025 年）》即是我们开展老年痴呆防治工作的方向、目标和指南，同时也提醒我们，应该尽快采取行动，推进老年痴呆的防治工作。

3. 痴呆症疾病负担的国际研究

在国际上，脑科学被认为是生命科学的"终极疆域"，也是理解自然和人类本身的"终极疆域"。人类所有的思想、行动、情感和意识状态都源于大脑，大脑的认知功能包括记忆、思考、定向、理解、计算、学习、语言和判断能力等[①]，这些认知功能的衰退可以统称为认知衰退症。本质上说，认知衰退症是一个人由于脑功能障碍而产生的获得性和持续性的智能障碍综合征。

世界卫生组织认为痴呆症是危害公众健康的重要问题

目前全球 60 岁及以上老年人已超过 10 亿，超过全球人口 13%，并预计在 2050 年将达到 21 亿，占总人口的 20%，人口老龄化带来的全球经济和社会负担问题将越来越突出。2015 年世界卫生组织（WHO）提出"健康老龄化"的概念，先后发布了《老年整合照护（ICOPE）指南》和《ICOPE 工作手册：基层保健中以人为本的评估及干预路径指南》，对各国应对老年化社会具有非常重要的意义。

随着全球老龄化的加重，目前全球平均每 3 秒钟就有一人患上痴呆症。WHO 认为，在全世界范围内，老年痴呆的发病率正在以令人恐怖的速度在上升，已经成为全球严重的公共卫生危机问题，在部分国家已经成

---

① 王楠，王国强. 脑科学的建立与发展［J］. 张江科技评论，2021，（6）：4.

为第五大甚至第四大死亡原因[①]。

一个人的认知功能受到损害，就可能导致患者原来拥有的日常生活能力、学习能力、工作能力和社会交往能力的全面减退。最后，痴呆症患者会全面失去生活能力，成为家庭和社会的沉重负担。

痴呆症是全世界老年人残疾和依赖他人照顾才能生存的主要原因之一，也是老年人走失的主要原因之一。WHO 认为痴呆症将给全球带来巨大而复杂的挑战，他们呼吁各国要将痴呆症视为至关重要的重点公众健康问题。

痴呆症正在耗费巨额的社会和家庭财富

研究报告显示，痴呆症是治疗成本最高的疾病之一。以痴呆症的主要类型阿尔茨海默病（Alzheimer's disease，AD）为例，病人每年的医疗和护理费用是其他同龄老人的 3—20 倍，而且持续时间长，大多数 AD 患者在确诊后的生存期大概在 3—11 年之间，也有部分患者长达 20 年以上[②]。

全球的 AD 医疗和护理费用在 2018 年超过 1 万亿美金，2030 年估计将达到 2 万亿美金。国际阿尔茨海默病协会的数据显示，2018 年一个痴呆症患者的终身护理费用平均约为 35 万美元（不包括治疗费用和生活费用）。由于 83% 的 AD 患者的照料者是家人或朋友，通常是无偿的，而这部分费用尚未计入护理成本[③]。

但是，在世界范围内，对痴呆症的研究和投资却远低于其他重大疾病，痴呆症的预防和干预尚未得到足够的重视。

---

① World Health Organization. *Global Action Plan the Public Health Response to Dementia*［OL］.［2019-07-27］. https://www.who.int/mental_health/neurology/dementia/Dementia_Guidelines_Evidence_Profiles.pdf?ua=1.

② Prince M，Wimo A，Guerchet M，et al. *The Global Impact of Dementia:An Analysis of Prevalence，Incidence，Cost and Trends*［OL］.［2019-07-27］. http://www.worldalzreport2015.org/downloads/world-alzheimer-report-2015.pdf.

③ Jianping J，Cuibai W，Shuoqi C，et al. *The cost of Alzheimer's disease in China and re-estimation of costs worldwide*［J］. *Alzheimer's & Dementia*，2018，14（4）：483—491.

国际阿尔茨海默病协会的新建议

国际阿尔茨海默病协会 2023 年 9 月 21 日发布了《2023 年世界阿尔茨海默病报告》（以下简称"报告"）[①]，认为当前防控失智症的重点工作应该关注降低人群的失智风险。他们认为，减少失智风险仍然是防治失智症最主动的、最可行的方法。

解读这个报告，我们关注到国际阿尔茨海默病协会对个体、卫生系统和政府提出了很多具有建设性的建议。为了可以从国际视野来评估惠州市政协《关于加强中老年人认知衰退研究，降低痴呆症患病率的建议》提案的落实情况，我们在这里归纳、总结国际阿尔茨海默病协会的新建议如下：

（1）个人可以采取切实可行的减少失智风险的行动，任何行动都比不采取行动要好。

（2）从年轻时开始建立大脑健康的意识，以及采取良好的生活习惯，这对于减少失智风险最为有效。减少失智风险值得终生去努力。

（3）减少失智风险并不以已经诊断了"失智症"而结束。失智症患者也应该实施健康的生活方式，以减缓病情进展。

（4）部分无法由个人或者家庭解决的降低失智风险的方法需交由政府解决，如提供能安全锻炼的绿地、解决空气污染问题、提供更多的受教育的机会（特别是对女孩而言）、更加公平的医疗保健获取途径以及减少超加工食品摄入量的问题等，需要政府的规划、组织和指导。

（5）政府应该为人们提供支持和激励措施以降低个体的失智风险。例如，资助能在促进行为改变方面发挥不可或缺作用的社区公共卫生系统。

（6）失智症仍然是一个全球卫生优先事项。国际阿尔茨海默病协会呼吁各国政府制定强有力的减少失智风险的战略，并将其纳入国家失智症防控计划中。政府要将减少失智风险的战略与减少非传染性疾病风险的目标保持一致，要认识到这些疾病具有共同的发病风险因素，并利用现有的

[①] 阿尔茨海默病防治协会. 2023 中国阿尔茨海默病数据与防控策略［OL］.［2024−01−23］. http://www.caad.org.cn/art/2024/1/23/art_45_346497.html.

宣传活动，甚至创造新的综合宣传活动以提高公共卫生意识，造福百姓。

（7）减少失智风险的领域正在迅速发展。但是，如果我们想要解决全球社区失智的风险问题，那么确保所有研究的多样性和包容性至关重要。国际阿尔茨海默病协会呼吁，各国政府要进一步投资减少失智风险的研究，推动新的知识和创新，以促进健康老龄化。

4. 中国老年痴呆的防治现状

近 30 年来我国人口迅速老龄化。

根据国家统计局公布的数据，2021 年我国 65 岁及以上人口已经达到 2 亿人。到"十四五"末，我国预计 60 岁以上老年人口占总人口的比例将超过 20%，我国将从中度老龄化快速进入超老龄化社会。

可以确定，随着社会人口老龄化，认知衰退和痴呆症的发病率逐年攀升，成为亟待关注的公共卫生问题及社会问题。

有专家指出，中国正在以前所未有的速度、前所未有的规模变成一个老龄化社会。因此，中国未来也会以前所未有的发病率、前所未有的规模出现痴呆症人群。所以，我国面临的重大公共卫生事件有两个，一个是突发传染性疾病流行；另一个就是痴呆症流行。

我国认知障碍的疾病负担快速上升

调查研究显示，我国阿尔茨海默病（AD）的疾病负担从 1990 年的第 27 位上升到 2019 年的第 15 位，预计我国 AD 疾病负担将在未来 30 年内大幅增长 [1]。

我国具有规模巨大的失智风险人群

上海的调查显示，社区 60 岁及以上老年人具有认知障碍风险的人群

---

[1] 徐勇，王军，王虹峥，等. 2022 年中国阿尔茨海默病知晓与需求现状调查 [OL]. ［2022-04-22］. http://www.caad.org.cn/art/2022/4/22/art_45_330450.html.

约占社区老年人的 15%。流行病学调查资料显示，65 岁及以上人口出现轻度认知障碍（Mild Cognitive Impairment，MCI）的超过 20%。根据这一比例测算，我国患有 MCI 的人口可能超过 4000 万人，这些人中的一部分有可能发展成为老年痴呆症。

我国失智症的发病率和死亡率快速上升

在尚未进入快速老龄化之前，我国 AD 患病率曾处于较低水平，从 1985 年开始，我国 AD 患病率持续增长并且大幅上升。目前全国 AD 患者约有 1507 万人。

有调查显示，我国痴呆症男性患病率为 2.4%，女性患病率为 4.2%。最近上海市调查显示，社区老年人的痴呆症患病率为 4.63%—6.5%。

最新的资料显示，目前我国 60 岁以上老年人痴呆症患病率已经达到 4.2%，其中 65 岁以上老年人患病率为 5.2%，75—85 岁老年人患病率为 15%—20%，85 岁以上老年人患病率达到 30% 左右[①]。

一般而言，60 岁以后，痴呆症的患病率将以每 5 岁大约上升 1 倍的速度上升。有专家预测，2050 年阿尔茨海默病患病率在 4.57%—21.77% 之间，患病人数在 2765 万—9194 万之间[②]。

近 30 年来我国 AD 的死亡率也快速上升。我国 AD 死亡率排名从 1990 年的第 10 位上升到 2019 年的第 5 位[25]。

《中国阿尔茨海默病报告 2022》显示：①中国痴呆症患者中女性患病率是男性的 1.8 倍；②中国的痴呆患者中农村患病率显著多于城市；③阿尔茨海默病（AD）已跃成为中国第五大死亡原因。

我国阿尔茨海默病的经济负担快速上升

目前我国老年痴呆症平均每人每年的治疗及护理费用超过 12 万元，这给患者、家庭和社会都造成了沉重的负担。在中国，痴呆症的最主要照

---

① Ren R，Qi J，Lin S，et al. *The China Alzheimer Report 2022* ［J］. *General Psychiatry*，2022，35：e100751.

② Jia L，Quan M，Fu Y，et al. *Dementia in China:epidemiology，clinical management，and research advances* ［J］. *The Lancet Neurology*，2020，19（1）：81—92.

护者是家人，其中配偶作为照护者占 47.9%①，这些照护者可能无法从事有收入的工作，这些情况没有完全计算在疾病经济负担上。所以，痴呆症患者家庭的疾病负担可能比调查结果显示的要高得多。

据贾建平等②2018 年的报道，中国 AD 患者人均年花费高达 19144.36 美元（约 13.2 万人民币），而且随着年龄增加，相关费用明显增长。

2016 年中民社会救助研究院等发布的《中国老年人走失状况白皮书》③显示，我国一年约有 50 万老人走失，平均每天走失老人约为 1370 人。失智以及缺乏有效照料是老人走失的主要原因，而老人走失对家庭生活的破坏力是巨大的。

事实上，痴呆症对我国人们的健康负担、经济负担、家庭和社会负担都将越来越沉重。根据患病趋势预测，到 2050 年，我国 AD 所导致的经济负担将高达 49230 亿元。因此，未来痴呆症可能成为中国家庭医疗保健的最重大问题④。

民众对失智症的知晓率低，认知筛查率低

民众对失智症的知晓率以及认知筛查率明显影响失智的防治效果。

2021 年中华医学会神经病学分会痴呆和认知障碍学组发布了《认知障碍疾病诊疗中心规范化建设》白皮书，指出我国认知障碍疾病诊疗存在"三低一少"的困境：公众认知率低、就诊率低、诊断率低和专科医生少。

在我国，城市居民对 AD 的知晓率不到 50%，农村居民对 AD 的知晓率不到 10%。2015 年重庆市调查显示，居民痴呆知晓度为 49.38%，就诊

① 《2019 中国阿尔茨海默病患者家庭生存状况调研报告》发布. 中国老年保健协会阿尔茨海默病分会秘书处. 2020-01-09.

② Jianping J，Cuibai W，Shuoqi C，et al. *The cost of Alzheimer's disease in China and re-estimation of costs worldwide*［J］. *Alzheimer's & Dementia*，2018，14（4）：483—491.

③ 中民社会救助研究院. 中国老年人走失状况白皮书［OL］. ［2019-07-27］. http://www.chinanews.com/sh/2016/10-09/8025356.shtml.

④ 任汝静，殷鹏，王志会，等. 中国阿尔茨海默病报告 2021［J］. 诊断学理论与实践，2021，20（04）：317—337.

率仅为 1.44%①。2018 年江西省 60 岁及以上居民老年痴呆症知晓率仅为 39.00%②。

从上海的资料可以窥见全国的现状。上海的相关报告显示，截至 2022 年底，上海社区 98.5% 的老年人从未开展过规范的认知评估与诊断。

在很多人眼中，AD 常常被当作是人"老糊涂"了。《2019 中国阿尔茨海默病患者家庭生存状况调研报告》《中国阿尔茨海默病患者诊疗现状调研报告》等显示，中国近 6 成 AD 患者在出现症状后才首次就诊，而体检或认知筛查发现问题后进一步明确认知障碍的患者仅为 10.06%③。事实上，出现症状已经说明错过了最佳的防治机会。

我国阿尔茨海默病防治协会副会长王晓明教授指出：①各级政府要重视农村地区 AD 防控，加大财政投入力度和配套政策支持；②要构建或完善基层 AD 防控网络（体系）；③要提升基层医务人员为 AD 患者提供全程服务的能力；④在高危人群进行认知障碍筛查；⑤多措并举开展 AD 科普宣教，提高 AD 知晓率、主动就诊率。

这需要多方的努力与付出。

我国失智症的防控力量严重不足

从事失智症防控工作的专业人才少

有专家指出，我国专职从事失智症领域的医务人员只有 2000 多人，这个数量与失智症庞大的患者群体数量相比较，真是杯水车薪。

事实上，经过有效培训的基层照护人才在很大程度决定老年痴呆患者的生活质量，所以一线护理、照护队伍的建设意义重大。

---

① 史奇，朱丽萍，颜玮，等. 江西省 60 岁及以上居民老年痴呆症和记忆力减退流行病学调查［J］. 实用临床医学，2018，19（1）：83—87.

② 惠州市人民政府. 惠州市第七次全国人口普查公报［OL］.［2021-05-16］. http://www.huizhou.gov.cn/zwgk/hzsz/zwyw/content/post_4282401.html.

③ 王婷. 重庆神经内科门诊认知功能障碍患者就诊状况调查［D］. 重庆医科大学硕士论文，2015.

失智症防治体系尚未形成

目前我国相关组织虽然出台了比较完善的记忆门诊流程和诊疗指南，但是在政府层面，与认知障碍诊断、治疗和照护相关的管理部门（包括卫健委的医政医管部门、老年保健部门、公共卫生管理部门，民政的养老管理部门，管理支付的医保部门）存在诸多问题。事实上，整个失智症防治在组织上是一盘散沙，尚未形成规范的防治体系；在管理上缺乏有效的、统一的质控体系；在行动上导致记忆门诊的发展不平衡，缺失分级联动，根本无法按照慢病的管理模式构成一个完整的防控体系。

失智症的分级诊疗体系尚未形成

我国已经出台了比较完善的慢性病分级诊疗制度，这一制度的内涵为基层首诊、双向转诊、急慢分治、上下联动。

我国慢性病分级诊疗制度的主要内容包括：第一，在分诊医疗模式下，基层医疗机构主要负责为常见病和多发病患者提供基础性医疗服务，为病情稳定的患者提供康复、护理服务；第二，二级医疗机构主要接收由三级医疗机构转诊的急性病恢复期患者、术后恢复期患者和危重症稳定期患者；第三，三级医疗机构主要负责急危重症和疑难杂症的诊治工作；第四，各级医疗机构分工协作，最大程度地提高医疗卫生服务效率，促进医疗资源的合理利用。

完善的痴呆症诊疗体系离不开国家的分级诊疗制度。目前我国三级诊疗制度在实施过程中面临很多难题，这无疑影响我们建立完善的痴呆症分级诊疗体系。如何在目前的分级诊疗制度下，建立有效的痴呆症分级诊疗体系，是我们面临的巨大挑战。

我国的分级诊疗制度希望能够实现"小病在基层、大病到医院、康复回基层"的患者有序流动。痴呆症同样需要三级诊疗防治体系，同样希望能够实现"病因预防、筛查在基层，确诊到医院，治疗、康复照料回基层"，应该在基层实现失智症科学预防、早期筛查、早期诊断、早期治疗、全病程管理等功能。

我国老年痴呆防治工作面临的挑战

目前我国老年痴呆防治工作面临六个挑战：第一，科普宣教工作力度明显不足；第二，老年人认知评估筛查的范围和人数明显不足；第三，严重缺乏有效的预防干预服务；第四，需要快速建立协作服务团队；第五，需要大力提升专业服务能力；第六，需要搭建信息共享服务平台。

为此，2020年国家卫生健康委提出要在试点地区建立健全患者自我管理、家庭管理、社区管理、医院管理相结合的预防干预模式，并要求做好以下六项重点工作：

（1）加强科普宣教。加大社区（村）层面宣教力度；增强居民对老年痴呆防治知识的认识，减少偏见与歧视；让公众免费获得相关科普知识及服务资源信息；鼓励以政府购买服务的形式，委托有资质的社会团体开展科普宣传；创新宣教形式，如通过评选"形象大使"，播放公益广告、科普宣教片、系列节目，组织专家编写科普书籍等，利用微信、微博、移动媒体等进行科普宣教，将公众对老年痴呆防治知识知晓率提高至80%。

（2）开展患者评估筛查。使用AD8和简明社区痴呆筛查量表开展辖区老年人认知功能评估；养老机构、医养结合机构要定期对机构内老年人认知功能进行评估，对发现疑似痴呆的老年人，建议其到上级医疗机构就诊；社区（村）65岁以上老年人认知功能筛查率达80%。

（3）开展预防干预服务。为社区（村）可疑痴呆患者提供科学诊断，制定分类管理与治疗方案，开展老年痴呆预防干预服务；对诊断为轻度认知障碍的老人，由社区（村）全科医生组织开展常态化认知训练，预防和减少老年痴呆的发生；对确诊老年痴呆的患者，社区医生对其家属和照料者开展培训，提高干预率，改善生活品质；对轻度认知障碍患者每年开展随访，监测认知功能变化；鼓励基层医疗卫生机构采购老年痴呆治疗药物，增加基层药品的可及性；鼓励养老机构、医养结合机构通过购买服务等形式，由精神（心理）科、神经科或老年科专业医生团队提供老年人认知功能筛查、老年痴呆诊断、治疗及预防干预等服务。

（4）建立协作服务团队。建立协作服务团队，提供专业诊断治疗服务；建立全科医生、志愿者、社工、心理治疗师等多学科协作的轻度认知障碍及老年痴呆诊疗与照护服务团队，指导社区志愿者、社工提供患者认知训练和家属辅导；心理治疗师、社工提供老年心理辅导；各类社会组织工作人员提供科普宣传、患者关爱服务等。

（5）提升专业服务能力。对各级医疗卫生机构工作人员开展定期培训；将老年痴呆早期识别与筛查技能纳入社区医生继续教育基础课程；对县级及以上综合医院精神科、神经科、老年科医生开展老年痴呆基本诊断与治疗技能培训；对社工、护理人员和养老机构、医养结合机构的照护人员开展轻度认知障碍与老年痴呆照护及家属辅导技能培训。

（6）搭建信息共享服务平台。探索搭建信息服务平台，设置科普知识宣传、服务资源获取、患者管理治疗等模块，通过信息交流与推送的形式，引导患者和医务人员主动加入该平台接受服务；探索试点地区间信息共享与交流机制。

事实上，试点地区通过已有的经验表明，如果要在全国推广、实施这六项老年痴呆防治重点任务，是会面临很多挑战的。

5. 惠州老年痴呆的现状研究

近年来，惠州市卫生健康局非常关注中老年人认知衰退预防干预工作，努力推动预防关口前移。在宣教方面，每年的"9·21世界阿尔茨海默病日""老年健康宣传周"等主题宣传活动日（周），通过专家咨询、知识讲座、爱心义诊、展板展示、张贴海报、发放科普读物等多种方式，宣传失智症的预防和干预知识。在诊治方面，通过综合性医院以及精神类专科医院开设的记忆门诊、神经内科、老年病科等科室，为老年痴呆提供诊治服务。

但是，基于惠州市老年人口基数大，相关服务机构和专业人员不足的现状，惠州市中老年人认知衰退预防干预工作仍面临较大挑战。

惠州痴呆症人口预测

根据《惠州市第七次全国人口普查公报》，惠州市常住人口6042852人，60岁及以上人口607392人，占10.05%，其中65岁及以上人口412605人，占6.83%。

据调查，在65岁及以上人口中，有超过20%的人出现轻度认知障碍的症状或者患有痴呆症。由此推算，惠州市患有认知衰退症（包括轻度认知障碍和痴呆症）的人群可能超过8万人。

国内近年流行病学调查显示，65岁及以上人群全病因失智症患病率为5.14%—13%，农村患病率高于城市。按照失智症患病率为5.14%—13%推算，惠州市目前约有21208到53639名失智症患者。按照AD的患病率为

6% 推算，惠州市目前约有 24756 名 AD 患者。

因为失智症发病率仍在上升，惠州市失智症总人数每年都在递增。失智症严重影响惠州老年人的健康，给患者的家庭、照料者带来了巨大的精神和经济负担，也造成了沉重的社会养老压力。

惠州痴呆症防控现状观察

目前，惠州市痴呆症筛查防控工作与全国以及省内的其他非试点城市相比，发展水平是同步的，困境也是相似的，如缺乏专业技术人员，缺少专门的管理协调机构，缺乏成建制的系统管理体系，没有专门的机构追踪等。这些问题导致很难从根本上解决痴呆症筛查防控问题。

惠州市失智症防控机构

与很多城市相似，惠州市没有专业的失智症防控机构和协调管理机构，也没有专门收治痴呆症患者的养老院和专科医院。失智症防控工作主要在医疗机构和养老机构完成。

截至 2022 年底，全市医疗卫生机构 3763 家，其中医院 85 家、基层医疗卫生机构 3636 家、专业公共卫生机构 35 家，其他卫生机构 7 家。在这些医疗机构中，只有 3 家三甲医院（市中心人民医院、市第一人民医院、市第三人民医院）和 1 家专科医院（市第二人民医院）共 4 家医院开设有针对认知症的"记忆门诊"，专门从事相关诊断治疗工作，其他医疗机构都没有相应的专科机构进行这方面的工作。

需要住院的重度痴呆症患者一般收治在养老机构，个别有严重精神症状的患者收治在精神病医院。截至 2022 年底，惠州市全市共有养老机构 35 家，其中公办 16 家，公建民营 6 家，民办 13 家。

截至 2022 年底，全市养老机构总床位数 5746 个。全日制住院人数 2395 人（住院率 41.68%），空床数 3351 个（空床率 58.32%）。[①]

---

① 惠州市卫生健康局. 2022 年惠州市医疗卫生资源和医疗服务情况简报 ［OL］. ［2023-05-30］. https://wjj.huizhou.gov.cn/gkmlpt/content/4/4996/ post_4996712.html#9610

惠州市失智症防控技术队伍

截至 2022 年底，惠州市共有执业（助理）医师 16911 人，注册护士 19911 人，受过认知衰退症预防干预培训的医生、护士总共不超过 30 人。惠州市全职从事痴呆症领域的医务人员不超过 10 人。

在 35 家共 5746 个床位的养老院，共有执业（助理）医师 38 人，护理人员 576 人，护工 565 人。平均每 151 个床位配备 1 位医师，每 9.98 个床位配备 1 位护理人员，每 10.17 个床位配备 1 位医师护工。截至 2022 年底，养老院的从业人员都没有接受过失智症防控工作的培训。

惠州市失智症防控场地、设备和器材

惠州市医疗机构和养老机构缺乏相关的技术人员，缺乏开展失智症防控工作的原动力。除了 4 家开设了"记忆门诊"医院外，其他医疗机构和养老机构都缺乏专门用于失智症防控的场地，也缺乏失智症防控设备和器材。

惠州市失智症的培训教育和科普体系

行之有效的失智症防控培训体系，培训对象不仅包括医疗健康工作人员，还要面向基层社区的人民群众，才能达到理想的防控效果。

多数的医疗机构往往比较重视肿瘤、冠心病、中风、高血压、糖尿病等疾病的防控工作，而相对在痴呆症防控方面关注度不够。社会公众对认知衰退的问题认识不深，获取专业防治知识渠道少。正如任何疾病都是"预防大于治疗"一样，要做到"早发现、早诊断、早治疗"痴呆症，需要发动群众、组织群众、科普群众，才能够形成一个较为全面的具有良好健康意识的健康共同体，从而更为广泛地推动痴呆症的防控工作。

由于缺乏相关的技术人员、设备设施，特别是重视程度不足，截至 2022 年底，惠州市医疗机构和养老机构基本未规范地开展过失智症的宣教、筛查、预防和干预工作。

总结以上资料，惠州痴呆症防控的现状主要存在如下问题：第一，防控机构的规模和技术队伍不足，没有专业的协调管理机构；第二，防控

水平整体层次不高，缺乏行之有效的专科专业培训体系；第三，相关机构缺乏相应的场地、器材、设备和设施；第四，缺乏行之有效的痴呆症科普体系。

痴呆症防控工作的方向

国家卫生健康委下发《探索老年痴呆防治特色服务工作方案（2020）》，广东省卫健委也下发相关文件，特别是 2023 年 5 月国家卫生健康委印发《开展老年痴呆防治促进行动（2023—2025 年）》，要求各地要开展以下 4 个方面的工作：一是宣传老年痴呆防治科普知识。在社区健康大讲堂、老年大学等开设老年痴呆防治专题讲座，利用敬老月、老年健康宣传周、世界精神卫生日、世界阿尔茨海默病日等活动和纪念日，举办老年痴呆防治知识宣教活动。二是开展老年人认知功能筛查及早期干预。结合国家基本公共卫生服务老年人健康管理项目，指导有条件的地区结合实际，为辖区内 65 岁及以上常住居民每年提供 1 次认知功能初筛。发现痴呆高风险人群和疑似痴呆人群，指导其及时到有关机构就诊，并对诊断为轻度认知损害和痴呆的人群进行干预服务，延缓病情进展，改善生活品质。三是进行专项培训辅导。通过数字平台、健康讲堂、上门服务等多种方式，为照护者提供认知激活、运动康复、生活照料、情绪管理等照护技能辅导，指导照护者与患者进行有效沟通，了解患者的照护需求，为患者提供适宜的照护。四是建立老年痴呆防治服务网络。探索建立社区居委会、村委会、社区卫生服务中心、村卫生室、有关医疗机构、有关疾病预防控制机构、社会工作服务机构、老年健康服务志愿者组织的合作机制和服务网络，为老年人提供综合连续的老年痴呆防治服务。

目前，惠州现有的认知衰退预防干预、诊断治疗、护理照料分别属于不同的体系。三级医院属于市、区级政府，二级医院及卫生院属于县级政府，养老院有公办有私营，他们之间缺乏有效的协调机构。从社会管理的角度看，未形成有效的认知衰退预防干预体系。

努力探索惠州痴呆症防控工作的新路径是未来的方向。

6. 惠州老年痴呆防控工作实践

惠州市医学研究所整合公办、民营以及社会机构的力量，形成新的认知衰退预防协调机构，建立了惠州市认知衰退筛查干预中心（简称"中心"），下设9个分中心和9个干预站，组建了惠州市脑健康与认知症技术联盟，设立了惠州市脑科学讲堂，开始探索一条防控老年痴呆的新体系。

建立认知衰退预防干预中心

建设中心的目的在于：第一，探索在惠州市建设认知衰退预防干预的社会服务体系，组织开展脑健康与认知症的相关调查研究，以补充、加强专业协调服务能力；第二，组织专业机构和团队建设相关信息网站，加大对脑健康、脑卫生以及失智症防治知识宣传和普及，加强专项培训；第三，策划组织脑健康科普宣传与专业培训，对中老年人开展认知衰退早期筛查和对失智高危老人开展综合干预工作，为社区、机构、家庭和个人开展预防干预工作积累经验；第四，为痴呆症患者的自我管理、家庭管理、社区管理提供培训服务，为社区、养老院如何进行风险筛查、早防、早诊、早治、照料提供培训和服务样本。

目前试运行的中心主要做了如下建设工作：

（1）设置了评估室、治疗室、名家工作室等功能室，为中老年人进行认知衰退实施综合干预，通过消除或减少危险因素、开展健康生活方式教育等措施，预防或延缓老年人认知衰退的发生。中心探索老人居家治疗室的模式和实施路径，为老人居家治疗提供服务指导。中心提炼积极老年化理念，以便更有效地推广积极老年化的文化与行动。北京、广州、香港、澳门等地专家高度赞扬我们的这一做法。

（2）成立了脑健康营养、睡眠健康、运动指导、压力放松、认知训练等示范工作室，加强失智症的非药物干预能力。探索生活方式医学、整合医学、氢医学、正念冥想等治疗干预研究，以加强失智症的临床和科研能力。

（3）建设相关信息网站，推进失智症防治互联网＋工作。通过网络平台、科普公众号、APP等建设，为专家提供脑健康、认知症科普、失智研究与交流平台，推出原创文章，加强公众健康教育、痴呆防控知识传播，有效地普及了认知衰退预防干预知识，提升了老年人健康素养。

（4）制定认知衰退风险筛查模型，进行失智风险筛查工作。制定了《认知衰退风险筛查量表》等7个web版模型，开展了失智风险和认知力筛查工作。

（5）指导认知衰退筛查干预站、分中心工作，提供标准化、制度化、流程化的支持。

设立认知衰退筛查分中心和干预站

在医院、养老院、独立门诊部、卫生院等机构建立了9个认知衰退筛查干预站和9个认知衰退筛查干预分中心（以下统称为站点），以推进全市认知衰退筛查干预新体系建设。

中心为站点提供下列服务：一是进行站点培训，推广新知识、新理念、新技术；二是推荐了统一的筛查模式，使用《认知衰退初筛量表》《画钟测试》《老年认知障碍全面评估他评量表》进行初筛工作；三是建立共享信息平台，布置了统一的筛查任务和认知症知识宣传方式，提高社区和农村居民失智症的筛查率和对认知症的知晓率。

中心要求站点：①作为促进脑健康、防治失智症的宣传基地，接受中心的定期专业培训，并开展老年人科普宣传、认知筛查及早期干预工作；②推广实施国家、省、市的最新文件，将失智症防治相关的新规范、指南、共识意见及时落地；③开展失智风险、认知力和失智筛查及数据采集，并提交到中心进行整理和分析；④对失智患者进行干预、照护、追踪管理。

计划完成老年人失智症初筛 3600 例，以探索便捷、高效、科学的筛查模式。截至结题前已经完成线下认知量表筛查 1083 人，完成线上筛查：《认知衰退风险筛查量表》筛查 6689 例，《老年认知初筛量表》283 例，《主观认知下降问卷》74 例，《中老年人健康促进评估问卷》38 例，《临床症状评分以及分期》29 例，《失智症诊断治疗辅助系统》15 例，《失智症早期线索评分》10 例。

在线下和线上总共完成了失智风险和认知筛查 8221 例。

组建惠州市脑健康与认知症技术联盟

惠州市脑健康与认知症技术联盟由惠州市医学会和惠州市医学研究所联合发起，邀请市内 16 家医疗机构及医学院校加入组建"惠州市脑健康与认知症技术联盟"（以下简称联盟），聘请总召集人 1 名，副总召集人 13 名，秘书 3 名。

经过单位推荐和个人自荐，建立了一支由 219 名专家组成的多学科专家联盟团队，其中资深专家 62 人（包括首席专家 3 人），专家 70 人，联盟委员 87 人。根据行业、专业不同，分为神经内科组、神经外科组、肠—脑轴组、脑血管健康组、血压管理组等 28 个专业组，每个小组有 1 名召集人。

联盟的工作任务是：

（1）加强各专业的合作与沟通，编写医护人员培训教材以及进行专业培训，指导基层机构开展失智症的预防、筛查、诊断、治疗、康复、照护工作。

（2）定期开展工作会议，定期开展学术活动，推广适宜技术。

（3）对市民开展科普宣教工作，编写科普作品，开展失智症义诊活动。

（4）共同完成研究项目。联盟自成立以来，专家组通过线上线下的方式加强各专业的合作，对医护人员培训 31 场次，培训医务人员约 2000 人次；对普通市民的培训 22 场次，参加听课约 2800 人次；编写了 1 册医护人员培训教材和 1 部科普作品《大脑健康管理》；发表于健康网及相关公众号与脑健康、认知症相关的课件超过 30 篇。联盟专家下到站点培训和指导基层工作 5 次；组织下乡（社区）宣教及认知筛查活动 1 次；组织举办了惠州市第二届脑健康与失智症论坛；组织举办了惠州市政协医卫界别委员工作室的"请你来协商——关注老年健康，如何延缓失智"主题活动 1 次。

联盟专家加大社区（村）层面宣教力度，加强公众教育、传播痴呆症防控知识和提高公众对痴呆症的认识。通过网站宣传等形式，提高公众精神卫生和心理健康意识，增强居民对老年痴呆防治知识的认识，减少偏见与歧视，提升公众对失智症的知晓率。

设立惠州市脑科学讲堂

经惠州市卫生健康局批准，惠州市医学研究所与惠州市医学会联合主办"惠州市脑科学讲堂"，加强脑科学的普及、交流与推广工作。

脑科学讲堂的主要工作任务是：

（1）采用线上、线下授课的形式，在医务人员中进行有关痴呆症防控和诊疗方面的新概念、新知识、新技术的培训与应用示范。在"中心"开展"认知障碍专业培训班"之前，惠州受过认知衰退症预防干预培训的医生、护士总共不超过 30 人。"提案"实施以来已经组织举办了 4 期培训班，培训医务人员超 300 人次，让他们获得了国家专业培训基地的培训证书。截至 2023 年 9 月 30 日，已经在专科会议上进行讲课培训 31 场，听课的医务人员超过 2000 人次。

（2）对市民开展脑科学讲堂活动。截至 2023 年 9 月 30 日，举办针对市民的培训 22 场，参与者约 2800 人次。

脑科学讲堂为市民普及脑健康筛查、脑健康管理和脑健康新知识的应用提供了很好的教育基地，通过科普、生活方式改变、功能医学干预等措施，预期可以预防或延缓老年人认知衰退的发生。

医研所课题组建议：①采取有效的措施吸引更多的医护人员（包括兼职人员、退休人员）投入痴呆症防控工作，同时加大医生、护士的培训力度，让更多的医务人员熟悉失智症的预防、诊断、治疗和照料；②加大公众的健康教育力度和新理念、新技术推广力度；③加快痴呆症防控工作的信息化、数据化、智能化建设；④通过政府、卫健部门统一痴呆症筛查、干预的医学标准，实现数据的互联互通；⑤建立健全痴呆症领域的志愿服务队伍；第六，采用政企共建模式，妥善解决经费来源问题。

7. 建立和完善政府主导的认知症三级诊治体系

认知症的疾病特点适合分级开展防治工作。中华医学会神经病学分会痴呆和认知障碍学组发布的《认知障碍疾病诊疗中心规范化建设》白皮书（2021）建议分三个等级来建设认知障碍疾病诊疗中心。医研所课题组建议，在惠州的三甲医院建立认知症诊疗高级中心，在二甲医院建立认知症诊疗区级中心，在卫生院建立认知症诊疗初级中心。通过专家共识、学术培训及健康教育，实现痴呆症疾病诊疗中心化、规范化、链条化的建设。

认知症诊疗高级中心

目前认知功能障碍主要有三大类：阿尔茨海默病、血管类痴呆和路易体痴呆。其中阿尔茨海默病患者占 60%—70%。诊断与鉴别诊断需要一定专业水平，特别是对于疑难病例，需要"高级中心"来指导诊断治疗工作。因此，需要将高级中心建立在三甲综合医院或者是三甲神经精神专科医院，使其在认知症诊疗体系中处于引领地位。

高级中心应该具备专业的科室、先进的设备和足够的专业人才，具有完善的诊疗流程，需要承接下级中心上转的疑难病症或复杂共病患者，并对他们进行精准诊断和提出治疗策略。同时，高级中心要对下级机构开展培训和指导，不断完善整个防控体系的规范化管理和运行，使患者的诊断更科学，治疗更合理，并为整个体系的持续改善负责。

认知症诊疗区级中心

认知症诊疗区级中心选择在县、区级具有一定技术能力的，有一定的医疗服务辐射能力及影响力的医疗卫生机构建立。区级中心的专科医生应该能够根据病史、体格检查、神经心理评估、实验室及影像学检查结果，确定常见痴呆症疾病的诊断及治疗，对于疑难疾病或共病患者，应及时转诊至高级中心。

认知症诊疗区级中心接受高级中心的指导，同时指导初级中心，特别是指导初级中心进行科普教育、认知筛查和终生管理，建立与其他慢性病结合的早期发现和早期干预的综合防控理念。

认知症诊疗初级中心

认知症的早防、早筛、早诊关键在基层。因此，要在基层建设认知症防治的初级中心，以实现失智的早期预防、早期筛查、早期发现。可以将初级中心建在乡镇卫生院和具有技术力量的其他医疗养老机构（如养老院、护理院、康复医院等），对于有条件的基层医疗机构，可以建立"失智失能早期预防示范基地"。

初级中心在上级中心的指导下开展失智早筛、早诊和随访等工作，同时负责承接上级中心的随访任务和疑难患者的向上转诊，并负责社区患者群的医疗看护培训。

早防的核心是去除致痴因素，就是病因去除。对于有失智风险的人群，40岁开始就需要注意去除致痴因素，主战场在家庭和社区。失智诊疗初级中心主要负责痴呆症高危人群的筛查、评估、管理及预防工作。

要强化基层医务人员的培训。目前痴呆症从业医生少，医生专业知识也比较欠缺，特别是在社区层面，通过培训的方式让更多的基层医务人员熟悉、了解痴呆症早期诊疗的知识，将有助于早期识别、早期筛查、早期发现痴呆症患者。

8. 建立和完善社会主导的三级失智预防照护网络

目前我国 90% 的老年人采取以家庭为基础的居家养老方式，以家庭自我照料为主；7% 的老年人享受提供日间照料的社区居家养老服务；3% 的老年人享受机构养老服务。

惠州市被认为是一个很好的养老地。土生土长的老人，以及惠州发展引来的中青年人带来的父母，将给惠州养老事业带来很大的挑战。失智失能老年人自身的痛苦及其照护问题将给个人、家庭和社会造成沉重的负担。事实上，目前惠州市内的大多数养老机构没有照护失智老年人的专业能力和条件，更加谈不上预防和干预老年人认知衰退。因此，值得在本市建立和完善社会主导的失智症预防照护网络。

政府联合社会组织、社区、家庭与专业机构，形成失智症预防、诊疗、照护的保障网络，将单一家庭照护模式转变为社会参与的多方位照护模式，并将失智症纳入政府管理的慢性病系列，可以为失智症提供更专业、更便利、更高效率的保障支持，可以有效降低失智症的治疗及照护成本。

建立小区认知驿站

失智症起病隐匿，早期症状并不明显，同时很多家属认为"人老了不就是这样吗"，导致很多确诊的失智症基本都是中、重度患者，不仅耽误了病情，更增加了患者及家属的经济和照料负担。居住小区是病因预防、早期干预和认知服务的最合适地方，在有条件的小区建立认知驿站，进行认知症的基础服务这一模式值得探讨、尝试。也可以在已经建立的养老驿站、健康驿站、健康小屋等添加认知症服务内容，或者建立组合服务的驿站小屋。

建设失智症日托中心或者失智症友好社区

在社区探索建立失智日托中心，创建失智症友好社区[①]。

（1）在政府层面，将失智症防治纳入公共卫生的重点领域，将失智症筛查、诊疗、长期照护纳入地方养老政策的统筹规划，为失智日托中心、失智症友好社区的建设提供资金支持及政策帮扶。

（2）在社区层面，明确居民、企业、公共服务的职责任务，根据自身的条件，选择成立失智症活动组织中心、失智症支援中心、失智症日托中心等，最大化地调动民间力量与社区资源，促进跨社区合作与资源共享。

（3）在社会组织、企业、相关机构方面，动员社区内外的社会力量参与建设，动员社区内外个体组建志愿服务团队，入驻社区进行失智症家访及关爱服务，开展科普宣教活动，鼓励患者及照料者相互交流、相互扶持，形成失智症友好社区可持续发展的动力。

建设重度失智的专业住院养老机构

在痴呆症分级诊疗体系下，痴呆症患者确诊后，可视患者及家属情况选择居家照料或者机构照料。目前我国的失智症患者大多数是家庭照料。由于家庭成员精力的限制及相关照护知识的缺乏，且社会提供的照护资源匮乏、治疗服务单一，照护者往往需承担极大的生理、心理和经济压力。患者的异常精神行为以及走失等安全问题，进一步增加了照护难度，加重了照护者紧张、焦虑等情绪。

另外，失智症的经济成本，主要来源于直接医疗、社会照护以及非正

---

① 廖旺，唐静仪，雷鸣. 粤港澳大湾区失智症友好社区建设专家共识［J］. 中国神经精神疾病杂志，2022，48（4）：193—205.

式照护（家庭成员照护），而家庭非正式照护往往造成痴呆症家庭主要劳动力的收入减少甚至失业，加重经济压力。统计显示，我国每位患者每年经济负担接近 13 万元。

建立专业的失智症照护养老机构，可以减缓家庭的照护压力，提高照护效果。

应该加强探索建设中老年人认知衰退预防干预社会体系的可能性和可行性，探索建设社会组织的专门机构、网络架构，将公立医院、民办医疗机构、养老院融合起来，建立全面的、科学的、高效的失智症预防干预服务体系，长期、定期组织专业机构和团队开展健康教育、防治知识宣传，对中老年人开展认知衰退早期筛查和对失智高危老人开展综合管理干预，通过早防、早筛、早诊、早治来预防或延缓中老年人认知衰退的发生，提高中老年人健康素养和健康水平，同时不断为未来开展认知衰退症预防、干预工作积累经验。

9. 搭建脑健康信息共享服务平台

惠州市医学研究所加强了"一网三号"建设，建设了网络筛查问卷（web 版）平台。

"一网"是惠州市脑健康网

为了加快推进"互联网＋"的痴呆症服务体系建设，惠州市医学研究所建设了惠州市脑健康网。经过 5 次版本优化，惠州市脑健康网有一级栏目 9 个：年少养脑、健脑护脑、老年挑战、认知衰退、失智症、照护支持、健脑课堂、资料库、联系我们；二级栏目 41 个。已发表文章（课件）188 篇（个）。惠州市脑健康网可以作为宣教深度化的平台之一，组织开展中老年人认知衰退综合干预和健康宣教专项活动。

"三号"是三个公众号

三个公众号是脑健康公众号、健康生活云学堂公众号和惠州医学公众号。截至 2023 年 9 月 30 日，惠州脑健康公众号已发布脑健康相关文章 206 篇（个），其中科普文章 141 篇，授课课件 31 个，新闻稿 26 篇，其他文章 8 篇。141 篇科普文章中，原创科普文章 124 篇（占 87.9%）。"健康生活云学堂"发布脑健康相关科普文章 98 篇，其中原创文章 78 篇（占 79.5%）。"惠州医学"发布脑健康相关科普文章 64 篇，其中原创文章 25 篇（占 38.4%）。3 个公众号脑健康相关科普文章阅读量点击共 52084

次，其中惠州市脑健康 26770 次，健康生活云课堂 19172 次，惠州医学 6142 次。

开发网络筛查问卷（web 版）平台

中心委托、组织开发了 7 个筛查问卷 Web，包括《认知衰退风险筛查量表》《主观认知下降问卷》《中老年人健康促进评估问卷》《失智症诊断治疗辅助系统》《失智症早期线索评分》《临床症状评分以及分期》《老年认知初筛量表》。这些问卷的 web 版都安装在中心下发的平板电脑上，正在中心以及站点使用。网络版也可提供给需要的社会机构线上使用。其中《认知衰退风险筛查量表》应用最广泛，还被惠州卫生职业技术学院护理学院应用于他们的认知风险筛查研究项目申请省级课题并得到通过。

课题组建议，未来可以通过政府运营信息共享服务平台，实现市民进行线上筛查和线上学习、线上咨询、线上干预，以更快捷、更方便、更节省、更高效地发现痴呆症高危人群和早期痴呆症病人，切实有效利用"最佳预防时间窗"和"最佳治疗时间窗"，对病人进行认知衰退症干预工作，做到事半功倍。

10. 开展认知衰退干预活动

我们尝试在惠州市认知衰退筛查干预中心及其分中心、干预站开展认知衰退筛查、干预活动，以预防或延缓老年人认知衰退的发生。

推广海马训练

课题组组织开发了网络认知训练模型，目前已上网的认知训练模型有4个：①海马训练——比大小；②海马训练——顺序选择；③海马训练——数字大小比较与顺序记忆；④海马训练——按出现的顺序选择符号。

通过网络认知训练模型进行提高认知储备、增强认知力的海马训练，目前通过4个认知训练模型进行海马训练的有700多人次。

举办正念冥想学习班

正念冥想是预防干预认知衰退的有效方法。中心举办了8周的正念冥想学习班，有20多名学员参加了学习。第一周主题：正念的简介和概述；第二周主题：探索认知、情绪和压力；第三周主题：当下的力量；第四周主题：制约的压力反应；第五周主题：正念响回应力；第六周主题：人际关系的正念；第七周主题：智慧的生活；第八周主题：最后一堂课是往后的人生。正念冥想学习班收到良好的效果。

生活方式医学干预

惠州市认知衰退筛查干预中心就"饮食与脑健康""睡眠与脑健康"进行了基层医务工作者的专题培训，脑健康网、公众号组织发表了大量生活方式医学干预失智失能的推文和专家讲课课件，为基层医务人员进行失智预防干预做理论准备。

课题组建议，以政府主导，进一步完善网络认知训练模块、患者管理模块以及服务资源获取等应用模块，并纳入政府的卫生信息共享服务平台。

11. 如何探索失智症防控综合模式

世界卫生组织呼吁各国要将痴呆症视为至关重要的重点公众健康问题加以解决。失智症防控是一个庞大且复杂的系统性工程，需要个人、家庭、医疗机构、社会共同参与才能完成，所以世界卫生组织才不断发出警告、建议和指南。

国际阿尔茨海默病协会在 2023 年的报告^①中，呼吁大家要重点关注降低失智症风险。报告认为，在没有可治愈或可普遍能获得的治疗方法的情况下，减少失智风险仍然是防治失智症最值得关注、最可行的方法。报告呼吁各国政府采取行动，以人群为基础进行系统性改变，以促进降低人群的失智风险。

报告指出，正如一个复杂的问题很少有简单的答案一样，失智症也没有神奇的治疗办法。切实可行的措施就是个人或人群采取减少失智风险的行动。报告认为，预防措施无论大小或者多少，采取任何措施都比不采取措施要好。

对于个人和家庭而言，报告推荐减少失智风险的措施包括：

（1）尽可能健康饮食。食物要多样化，要避免进食超加工食品。注意选择健康饮食的方法，结合当地生产的以及负担得起的食物形成个性化饮食模式。适合的才是最好的。

（2）运动。要积极主动地运动，如散步、骑自行车、打太极拳、跳

---

① Alzheimer's Disease International. *Reducing dementia risk:never too early，never too late*［OL］.［2023－09－27］. https://www.alzint.org/u/World-Alzheimer-Report-2023.pdf.

舞等。

（3）持续学习。要主动挑战你的大脑，无论是学习一门新语言，还是做填字游戏、唱歌等。

（4）注意心血管健康。要预防和有效控制心血管疾病以及任何其他慢性疾病。

（5）保持社会交往。人类是社交动物，社交可以增进我们的大脑健康，减少抑郁和孤独。

（6）注意维护身体健康。如注意牙齿健康，定期检查口腔状况。避免头部受伤、确保足够的睡眠等。

（7）不要吸烟或过量饮酒。

（8）给有听力损失的人使用助听器。报告鼓励政府和卫生系统提高人们对助听设备的认识和了解，提高失听的人群助听器使用率。

惠州市医学研究所课题组建议，建立一个由政府主导、个人积极参与的立体防控体系。这个体系有如下特点：

（1）个人、家庭、社区、政府及社会共同参与。

（2）提供由医生、护士、健康管理者、公共服务提供者等共同参与的跨学科、跨专业、跨团体的服务。

（3）从怀孕开始到老年人，形成连续的全生命周期的脑健康服务链。

（4）用多路径、多形式、多方位形成线上、线下的立体防控模式。

（5）将中国优秀的传统保健文化与现代最新的科学发明、发现融合在一起，形成复合的脑部健康管理服务体系。

惠州市医学研究所课题组建议，惠州加快探索建设具有惠州特色的"保健—筛查—预防—治疗—照护"老年痴呆服务新体系。当然，痴呆症防控工作的最大问题是缺乏人力和财力，如何在有限人力和财力的情况下探索惠州痴呆症防控模式，是非常现实的问题。

12. 建立"二进四化"的失智防控新模式

惠州市医学研究所课题组总结相关资料，提出建立"二进四化"失智防控模式[①]："二进"是培训要进入家庭，服务要进入社区；"四化"是预防要系统化，诊疗要程序化，管理要数据化，康养要社会化。

培训进家庭

一般而言，从失智症患者脑部出现病理改变到出现失智症状这段时间，患者及其家属是没有任何感觉的（大约持续 10 年），在此之后，将会有一段较长的时间出现记忆力减退，并可能出现主观认知能力下降（大约持续 10—15 年），这段时期我们可以称为失智前状态。这段时间病情是可控的，病变可能是可逆的，这是预防痴呆的最佳时机——"最佳预防窗口期"，这个时间窗口期可持续长达 25 年。

如果在这个最佳预防窗口期缺乏适当的指导和干预，患者就可能出现轻度认知障碍（MCI）。如果在 MCI 这个时期不进行干预、治疗，任其发展，3—5 年后就可能出现失智。3—5 年的 MCI 期是失智症的"最佳治疗窗口期"。

我们应该在这 20—25 年的"最佳预防窗口期"找到失智危险人群进行预防；在 3—5 年的"最佳治疗窗口期"找到 MCI 患者进行干预和治疗，

[①] 国家卫生健康委办公厅. 国家卫生健康委办公厅关于开展老年痴呆防治促进行动（2023—2025 年）的通知［OL］.［2023-06-27］. https://www.gov.cn/zhengce/zhengceku/202306/content_6886277.htm.

这就是最佳的防控策略。

但是，启动这些工作的主战场在家庭。所以，强调培训进家庭。

同时，我国多数痴呆症患者主要依赖于家庭照护，常由配偶、子女或居家保姆承担照护责任。因此，深入家庭进行宣教、科普和培训工作，对家庭成员进行有效的健康教育、健康促进、健康干预是防控痴呆症的重要环节。

服务进社区

社区是最贴近老百姓日常生活的地方，也是患者及家属最接近和最熟悉的组织；是推动医养结合关键环节，也是失智症防控政策的落脚点。

有条件的选择在社区建立认知驿站（养老驿站、健康驿站）、失智症活动中心、失智症支援中心、失智失能日托中心或者失智失能友好社区，将可以全方位为失智失能老人服务。

包括三级诊断治疗体系在内的失智症诊断、治疗服务机构都要进入社区，为认知驿站、日间照护中心、失智症友好社区等提供指导服务，为社区老人提供面对面的服务。同时，为失智症的照顾者提供喘息服务。

预防系统化

世界卫生组织（WHO）认为，预防失智症的有效方法，是通过健康的生活方式和控制风险因子来实现的，而不是通过口服补充剂来实现的。

通过从家庭到失智高级诊疗中心所形成的结构化、系统化的预防体系服务才能取得最佳效果。

2019 年世界卫生组织发布了《降低认知能力下降和痴呆症的风险 WHO 指南》，共有 12 条建议，这应该成为我们系统化预防、干预失智症的基本策略。WHO 的 12 条建议如下：①身体活动；②戒烟；③营养；④酒精使用；⑤认知训练；⑥社交活动；⑦体重管理；⑧高血压管理；⑨糖尿病管理；⑩血脂异常管理；⑪抑郁症管理；⑫听力损失管理。

如果政府部门、社会组织、家庭、个人都加以努力，这 12 条建议是可以系统做到的。

诊疗程序化

第一，强调诊断治疗标准化。应该严格按照国家相关部门的标准来诊断、治疗、管理失智症患者。第二，强调分级进行诊疗活动。具有失智症专业机构的三级医院负责疑难病例的诊断治疗，具有失智症专业机构的二级医院负责一般病例的诊断治疗，基层医疗机构负责失智症高危人群的筛查、失智初诊、早期干预以及持续管理。第三，强调实施有序转诊制度。基层医院发现的早期痴呆症高风险患者可以快速转诊到上级医院进行确诊和治疗。同时，上级医院可以将慢性期、恢复期患者转诊到下级医院，甚至社区及居家开展康复长期照料。实行上下联动，在医疗机构之间建立分工协作机制，促进优质医疗资源纵向流动，逐步实现不同级别和类别医疗机构之间的有序转诊。

管理数据化

失智症患者从失智早期就需要开始终生管理。居家照料的失智症患者需要基层医院的跟踪、随访、干预，必要时有二级、三级医院的介入，这一链条化的认知衰退管理体系要数据化。

应该由政府主导建立社区失智症专病档案，建立患者跟踪及随访数据联盟（库），通过大数据系统实现医院与社区在患者筛查、信息采集、信息自动脱敏、诊疗照料、临床研究等方面的数据共享，实现患者病情长期跟踪及随访，医务人员通过大数据的服务，及时指导家属用药及长期照料。

康养社会化

在整个养老体系中，居家养老是基础，社区养老是依托，机构养老也是一个非常关键的补充。通过共同建立、能力提升、专业认证等方式，可以充分调动市场力量，特别是在社区康复及养老方面，可以补齐三级体系在养老方面的不足。共同探索医养结合、社会参与、机构市场化的康养体系。

由二、三级医院提供技术支持，提升社会服务机构的照护能力及专业化水平，建立社会化的专业服务队伍，为患者及家属提供专业的社会服务保障，改善目前痴呆症患者主要是依靠家属或保姆等非专业人员照料的现状。

失智症由于起病隐匿、病程长、患者后期出现精神症状容易走失等，对于患者的治疗与康复不仅需要医护人员的努力，更需要家庭与全社会的参与。惠州市可以以市中心人民医院、市第一、二、三人民医院等三级医院为引领及技术支持，以二级医院和大型养老院为支撑，以卫生院、社区卫生服务中心、社会医疗机构为基础，联合社区居委会、社会组织、养老机构、日托中心、康复中心等，调动民间力量与社区资源，结合政府相关的福利政策，点面结合，形成失智症医养结合的防控网络，使得患者及家属在居家、社区及医院（养老院）三个层面都可以得到有效的支持，促进跨社区合作与资源共享。

第八章

失能失智筛查模型的建立与应用

1. 探索建立失能失智风险筛查模型

健康中国建设任重道远。世界卫生组织认为，在全世界范围内，失智失能的发病率正在以令人恐怖的速度上升，已经成为全球严重的公共卫生危机问题。

一个人失智失能，将导致原来拥有的生活能力、学习能力、工作能力和社会交往能力全面减退。最后患者会全面失去生活自理能力，成为家庭和社会的沉重负担。

高血压、糖尿病、冠心病、心肌梗死、脑卒中、老年痴呆等是导致失能失智的主要疾病，而这些疾病常常有着共同的、可控的致病风险。

研究表明，有效的健康管理和健康促进可以预防 1/3 的急性残障和 2/3 的慢性残障，可以预防大约 50% 的早死。

为方便市民进行健康风险自查，唤起大家的健康意识，参考相关资料，惠州市医学研究所许力为等人制定了包括认知衰退风险 Web 问卷调查模型在内的多个网络筛查模型，让广大市民进行风险自查。随后的研究发现，失能风险与失智风险是高度一致的，作者将该模型改为失能失智风险筛查模型。市民可以根据自查得分进行风险评估和健康管理，以兴起一场自我健康促进运动。

失能失智风险筛查事项及其分值初步设定

· 性别（不计分）：男、女。
· 职业（不计分）：公务员、医疗卫生从业人员、教育行业从业人员、工人、农民、其他。

·全日制受教育程度：12年教育及以下1分；大学0分；研究生0分。

·你年龄：30岁以下；30—44岁；45—54岁；55—64岁；65岁以上。（回答65岁以上得1分，其余不得分）

·你是否经常（每周加起来4次以上）吃含糖食品、油炸食品、高脂肪食物？是1分；否0分。

·你每周加起来超过4次吃精加工的快餐吗？是1分；否0分。

·你每周加起来超过4次吃富含反式脂肪酸食品（如人造奶油蛋糕、奶茶）吗？是1分，否0分。

·你平均每周超过两天在睡前1个小时吃非液态食物吗？是1分；否0分。

·你每周少于5天吃全谷物或者坚果、豆类吗？是1分；否0分。

·你每周少于5天吃新鲜蔬菜吗？是1分；否0分。

·你每周少于1次剧烈运动或者3次中度运动吗？是1分；否0分

·你每天超过6小时都是坐着吗？是1分；否0分。

·你每周超过1次喝酒而且酒精量超过25克（相当于啤酒750毫升，葡萄酒250毫升，38°白酒75毫升，高度白酒50毫升）吗？是1分；否0分。

·你吸烟或者每周超过4天暴露在二手烟环境中5年以上吗？是1分；否0分。

·你每周2次以上睡眠不足或者患有慢性失眠？是1分；否0分。

·你目前被诊断有睡眠障碍（如睡眠呼吸暂停综合征），并且没有采取有效治疗措施吗？是5分；否0分。

·你是否觉得长期焦虑或者感觉到长期压力过大？是1分；否0分。

·你工作缺少复杂脑力活动（如沟通、说服、帮带、指导或监督等）吗？是1分；否0分。

·你每天是否缺少智力挑战（如学习新事物、玩思考性的游戏、演奏、深度阅读、追踪新闻等）？是1分；否0分。

·你每周不足2次与他人的社交应酬（20分钟交流、聚餐、打牌、跳舞、运动等）吗？是1分；否0分。

·你没有任何爱好吗？是1分；否0分。

·你居住或工作的环境中空气富含微粒污染、化学物质、霉菌等毒素吗？是1分；否0分。

·你有慢性中毒史或者重金属职业接触史吗？是1分；否0分。

·你体重超标或达到肥胖标准吗？或者老年体重过低吗？是1分；否0分。

·你是否患有任何脑部疾病（脑出血、脑梗死、脑小血管病、短暂性脑缺血发作、帕金森病、脑炎、癫痫、脑肿瘤、肝性脑病、一氧化碳中毒等）？是1分；否0分。

·你是否经历过创伤性脑损伤，或因意外或进行撞击运动而遭受头部创伤？你是否曾被诊断出脑震荡？是1分；否0分。

·你是否已被诊断出患有心血管疾病（如高血压、老年期的低血压、冠心病、慢性心房颤动等）？是2分；否0分。

·你是否觉得长期胃肠功能不好如慢性便秘或者腹泻？是1分；否0分。

·你是否经常觉得抑郁或者觉得生活没有意义？是1分；否0分。

·你有听力损失吗？是1分；否0分。

·你患有糖尿病吗？是1分；否0分。

·你患有高胆固醇吗？是1分；否0分。

·你血中同型半胱氨酸 >15μmol/L 吗？是1分；否0分。

·你患有慢性炎症疾病（如慢性牙周炎感染、慢性鼻窦炎等）吗？是1分；否0分。

·你患有神经系统传染病（如莱姆病、疱疹、梅毒、HIV 感染等）？是1分；否0分。

·你是否存在甲状腺功能减退史？是1分；否0分。

·你是否存在重度贫血或者肝功能不全？是1分；否0分。

·你是否存在药物滥用？是1分；否0分。

·你是否长期服用抗抑郁药、抗焦虑药、降压药、他汀类药物、质子泵抑制剂或抗组胺药等药中的一种？是1分；否0分。

·你直系家属患有血管性疾病（包括脑卒中、心脏病、周围性血管疾病）吗？是1分；否0分。

·你直系家属是否患有慢性病导致的残障或者在65岁后出现失智症？是1分；否0分。

·你直系家属是否在65岁前被诊断患有阿尔茨海默病？是10分；否0分。

·你是否检查出携带有"阿尔茨海默病基因变体"？是5分；否0分。

·你是否有时会不按规定采取安全措施（如戴安全帽、系安全带等）？是5分；否0分。

失能失智风险筛查模型得分及其意义

得分越高，表示患上慢性病及失智失能风险就越大。自查得分及其意义：

0—5分：表示健康风险普通，生活方式相对健康。

6—10分：表示健康风险偏高，应该积极进行自我保健运动，减少不良生活习惯以降低风险分值。

11—20分：表示健康风险高，需要积极的生活方式医学干预和健康管理，以预防慢性病发生。

≥21分：表示健康风险很高，心、脑及血管的衰老很可能在加速，需要进行慢性病的筛查以及在医生的指导下进行健康干预。需要个体化健康促进处方的市民，可以征求家庭医生的意见。

失能失智风险筛查模型应用特别事项

（1）本模型选择41项影响因子进行风险评分，得分越高，表示失智失能风险越大。经过1年以上健康促进后，得分下降表示失能失智风险下降。

（2）认知衰退风险得分高低不能作为是否存在慢性致痴、致残疾病的证据。

（3）除了早老素基因和 APP 基因，任何一项指标或者联合指标都无法准确预测一个人是否会得 AD。

附：有意愿者请扫描如下二维码并填写《失能失智风险筛查量表》。

2. 探索建立中老年人健康促进评估问卷模型

为了筛查中老年人健康风险，并评价健康促进的效果，惠州市医学研究所许力为等参考国内外文献，制作了 Web 问卷调查模型。本模型可以自查或由初级医务人员评估个体健康风险，并作为健康促进的力度评价，适用于大于 45 岁的中老年人使用。

用于自查时如果对健康风险因素不确定，或者需要检查的项目没有检查，不给分。

健康促进评估量表

饮食营养　合计得分（　　　）

（1）饮食得益　得分（　　　）

（注：①评价你过去 1 年摄入的食物，并累加相应的分数；②如果持续 0.5 年以上不足 1 年给一半分数，不足 0.5 年不给分；③"每天"表示每周至少 5 天以上；④数量不足或者超过都不给分。）

①每天摄入食物 12 种以上（-2）。

②每周摄入食物 25 种以上（-2），或者经过医生评估、指导坚持规范使用膳食补充剂（-4）。

③每天摄入全谷物 240—300 克（-2）。

④每天摄入 300 克蔬菜（-2），如果深色蔬菜占 1/2 再（-2）。

⑤每周吃鱼 2 次以上或者 300—500 克（-2）。

⑥每天吃新鲜水果 200—350 克（-2），每周只有 2—4 次（-1）。

⑦每天 10—20 克坚果（–2）。

⑧每天 15—25 克豆类或者其他种子类食物（–2）。

⑨睡眠前 3 小时不进食（–3）。

（2）饮食风险　得分（　　　）

（注：①评价你过去 1 年摄入的食物，并累加相应的分数；②健康促进以后，下列情况去除超过 0.5 年而不足 1 年，按一半给分。）

①每周 2 次以上摄入糖超过 25 克（+4），超过 50 克（+4）。

②每周 2 次以上摄入奶酪或黄油 125 克以上（+4）。

③每周饮酒超过 4 次每次酒精量 ≤ 15 克（+2），每次酒精量超过 15 克（+4），CAGE 标准或其他标准诊断的酗酒史（+6）。

④每天食用动物性食物超过 200 克（+3）。

⑤每天摄入烹调油超过 30 克或者每周超过 3 次进食高油脂食品（+3）。

⑥每天摄入食盐超过 5 克（+3）。

⑦每周超过 2 次进食深加工食品或者预包装食品（+2）。

⑧每周超过 2 次进食油炸食品或烧烤类食品（+3）

⑨每周超过 2 次进食腌制食品（+2）

运动得益与久坐风险　合计得分（　　　）

（注：①评价过去有氧运动情况，并累加相应的分数；②规则锻炼是指符合下列情况之一：≥ 150 分钟 / 周中等强度运动（快步走、慢跑等）；≥ 75 分钟 / 周剧烈运动（游泳、竞技类运动等）；每周至少 5 天的中等强度运动（相当于快步走 6000 步运动量）；每周 1 次的剧烈运动。）

（1）规则锻炼持续 10 年以上（–10），持续 5—10 年（–8），持续 2—5 年（–5），持续 1—2 年（–3），持续 3 个月—1 年（–2）。

（2）每天久坐 3 小时以上：5 年内每持续 1 年（+1），持续 5 年以上（+5）。如果每天久坐 3 小时以上，但每间隔 60 分钟起来活动 10 分钟以上，不加分不减分。

睡眠得益与风险　合计得分（　　）

评估睡眠得益与风险。

（1）每晚至少7—8小时的恢复性睡眠，持续超过10年（-10），持续2—10年（-5）。

（2）睡前3小时内不进食（可以喝水）2年以上（-2），0.5年—2年（-1）。

（3）平时有30分钟内的午睡（-2）。

（4）睡眠中有蓝光暴露，如开着电子设备（+2）。

（5）3年来不使用CPAP便会出现睡眠呼吸暂停（+16），3年来经常出现睡眠混乱（+4），3年来经常使用睡眠药物（+4）。

压力风险管理　合计得分（　　）

评估10年内的压力与放松风险。

（1）总感到压力，持续10年以上（+10），持续5—10年以上（+8），持续2—5年（+2）。

（2）每周至少4次，每次30分钟以上散步，持续10年以上（-10），持续2—10年（-5），持续0.5年—2年（-2）。

（3）放松训练（如呼吸放松训练）每天2次，每次10分钟，持续10年以上（-10），持续2—10年（-5），持续0.5年—2年（-2）。

（4）每天至少冥想或者正念放松20—30分钟，持续10年以上（-10），持续2—10年（-5），持续0.5年—2年（-2）。

（5）至少有1项养心的爱好（喝茶、唱歌、书法、看电影、阅读等），每周活动1次以上：10年以上（-4），5—10年（-3），2—5年（-2），0.5年—1年（-1）。

环境风险管理　合计得分（　　）

评估10年内的环境风险。

（1）烟草暴露：吸烟超过10年（+4），不足10年（+2），已经戒烟但1年内（+1），已经戒烟超过2年（0分）。

（2）经常烟草暴露（如二手烟）：超过10年（+2），不足10年（+1）。

（3）居住或者工作室内、室外工作者的工作地$PM_{2.5}$年平均含量超过20微克的地方：10年以上（+5），5—10年（+3），2—5年（+1）。

（4）居住或者工作地存在电磁场暴露而干预者：10年以上（+5），5—10年（+3），2—5年（+1）。

社会活动　合计得分（　　　）

（1）保持有效水平的社会活动（非同一天内与多个人进行每周不少于3次或以上的深入谈话，特别是志愿者活动）10年以上（-16），2—10年（-8），持续0.5年—2年（-2）。

（2）缺少有效水平的社会活动（非同一天内与多个人进行的深入谈话少于每周3次）10年以上（+10），5—10年（+5），2—5年（+2），改善0.5年以上不足2年（+1）。

（3）在过去2年里缺乏可带来积极情感的亲密关系（+2），改善0.5年以上不足2年（+1）。

智力活动　合计得分（　　　）

（1）重要的智力活动（日常智力挑战或大脑游戏）或者进行复杂工作（非重复的、需要挑战思维和推理能力的工作）超过20年（-20），持续10—20年（-15），持续5—10年（-10），持续2—5年（-5），持续0.5年—2年（-2）。

（2）在过去10年或更长时间里缺乏智力活动（+10），在过去2—10年里缺乏智力活动（+4）。

（3）学习新事物、新技术、新玩法：长期（-10），过去2—10年（-4），过去1—2年（-2），过去0.5年—1年（-1）。

疾病史　合计得分（　　　）

（1）糖尿病：高血糖但控制良好（+2）。控制不良再加分：10年以上（+10），5—10年（+5），2—5年（+3）。

（2）高血压：高血压但控制良好（+2）。控制不良再加分：10年以上（+10），5—10年（+5），2—5年（+3）。

（3）老年人收缩压 ≤ 90mmHg 或者舒张压 ≤ 55mmHg（+3）。

（4）轻度中风史（+10）。

（5）短暂性脑缺血发作病史（+2）。

（6）心脏病、冠心病史（+4）。

（7）心房颤动病史（+2）。

（8）慢性阻塞性肺病（COPD）、肺部疾病史（+4）。

（9）听力损失已经辅助纠正（+1），没有纠正（+5）。

（10）长期口腔慢性感染（+5）。

（11）头部损伤历史：每次（+2）。

（12）2年以内抑郁症（+2）；2年以上抑郁症（+6）。

（13）2年以内焦虑症（+2）；2年以上焦虑症（+6）。

（14）甲状腺疾病（+2）。

（15）颈椎相关性关节炎：症状10年以上（+5），5—10年（+3），2—5年（+1）。

家族史　合计得分（　　　）

（1）痴呆症家族史：父亲或者母亲在65岁之前患有痴呆症（+8），在65岁以后才患痴呆症（+4）。其他直系家属患有痴呆症（每人+2）。

（2）父亲或者母亲患有血管性疾病（包括脑卒中、心脏病、周围性血管疾病）（+2），其他直系家属（每人+1）。

检查指标　合计得分（　　　）

（1）体重指数（BMI）25—30kg/m^2 或者男性腰围 >90厘米，女性腰围 >80厘米（+2）；BMI>30（+4）。

（2）体重指数（BMI）≤ 18kg/m^2（+2）。

（3）高胆固醇血症控制不良（+4）。

（4）同型半胱氨酸血症 >15μmol/L（+5）。

（5）中度以上骨质疏松症（+3）。

说　明

（1）本模型适用于成年人评估一些失能失智风险，也可以作为健康促进的程度评价。

（2）本模型评估导致失智失能的风险力度较强，但不能作为是否存在失智症的证据。

（3）本模型的得分只代表该模型选定项目的风险评价，并不能全面代表该个体的综合风险，准确的风险评估需要去医疗机构完成。

（4）总分正值越大代表项目相关的失智失能风险越大；总分负值越大，表示项目相关的失智失能风险越低。

（5）经过健康促进1年后，分数下降5—15分表示个体采取了轻度健康促进，下降15—25分为中度健康促进，下降26分以上为强力健康促进。分数下降4分以下表示没有采取有效的健康促进措施。分数正值增加表示失智失能风险加大。

3. 探索建立主观认知下降问卷网络筛查模型

为了评价老年人是否存在主观认知下降，惠州市医学研究所许力为等参考国内外文献，制作了 Web 问卷调查模型，适宜于基层医务人员筛查或者患者家属粗查。

主观认知下降问卷

姓名：　　　性别：　　　　年龄：　　　　联系电话：

诊号：　　　文化程度：　　测评时间：　　测评人：

（1）你在担忧自己记忆力变差吗？是；否。

（2）你不能想起 3 天前与他人对话的关键内容？是；否。

（3）你感觉自己近两年有记忆力下降吗？是；否。

（4）近两年忘记了原来记得的重要日期（如自己生日、小孩生日等），并经常发生吗？经常；偶然；从未。

（5）近两年新出现了忘记常用号码，并经常发生吗？经常；偶然；从未。

（6）总的来说，你是否认为自己对要做的事或要说的话容易忘记？是；否。

（7）下列问题经常发生：到了市场忘记要买什么或者到了某个地方忘记自己要来干什么？经常；偶然；从未。

（8）你的记忆力变差出现时间 <5 年吗？是；否。

（9）你觉得越来越记不住物品放在哪里了吗？是；否。

说　明

回答"是"记1分；回答"否"记0分；回答"经常"记1分；回答"偶然"记0.5分；回答"否"记0分。各题得分相加为最后得分。

得分1分以上，就要注意主观认知下降：得分≥2分，可能需要找专业人员评估认知力。得分越高，说明主观认知下降越严重。

4. 探索建立老年认知网络初筛模型

根据《老年人认知障碍评估中国专家共识（2022）》[①]，惠州市医学研究所许力为等参考国内外文献，制作了老年认知初筛 Web 问卷调查模型，用于老年认知障碍的自评。

老年认知障碍自评量表

计分标准：回答"是"记 1 分；回答"否"记 0 分

记　忆

您是否记得自己的住址和电话号码？	是	否
您是否经常会忘记与他人的约定？	是	否
您是否经常到处找自己的东西？	是	否
您是否记得现在是哪一年？几月份？	是	否

学习新技能

您学习新东西（手机、家用电器等）使用方法时，是否会有困难？

是　　否

---

① 倪秀石，吴方，宋娟，等. 老年人认知障碍评估中国专家共识（2022）
［J］. 中华老年医学杂志，2022，41（12）：1430—1440.

情绪行为

您的兴趣或爱好是否有减少？ 是 否

总分 分。

结果说明

本量表满分 6 分。得分 ≤ 3 分，提示可能存在认知障碍，建议到专业机构进行老年认知障碍专科评估。

5. 探索建立失智症早期线索筛查模型

为了方便基层医疗机构的医务人员及时发现失智症早期线索，惠州市医学研究所许力为等根据世界卫生组织组织《2021 年世界阿尔茨海默病报告》和迪恩·谢扎、艾伊莎·谢扎《阿尔茨海默病自我管理全书》等国内外文献[①]，探索建立失智症早期线索网络筛查模型，适用于一般医护、健康专业人员使用。

失智症早期线索筛查项目及其评分

第一栏中的"是"表示在过去的几年中在认知能力方面（记忆或者思考）出现问题	是（1分）	不是（0）	无法识别（0）
一、记忆力减退（有 1 项得 1 分）			
1. 很快会忘掉最近发生的事情，如记不住和别人的约定，和家人约好的聚会，计划去拜访亲朋好友也会忘了			
2. 自己最近放置的东西经常找不着			
3. 与以前相比，经常忘了服药			

[①] 中国痴呆与认知障碍诊治指南写作组，中国医师协会神经内科医师分会认知障碍疾病专业委员会. 中国阿尔茨海默病一级预防指南 [J]. 中华医学杂志，2020，100（35）：2721—2735.

第一栏中的"是"表示在过去的几年中在认知能力方面（记忆或者思考）出现问题	是（1分）	不是（0）	无法识别（0）
4. 与以前相比，记忆人名困难，想不起熟人的名字			
5. 与以前相比，记不起要买的东西			
6. 记不起刚刚看过的电视、报纸、书籍的主要内容			
7. 记不起需要付水、电、煤气账单			
8. 记不起要关灯、关电视、关水、关门、关壁橱			
9. 与以前相比，更需要记录提醒事项			
10. 忘记自己把车停在哪里			
11. 在过去的几个月里，谈话时多次忘记自己想说什么			
12. 与以前相比，不知不觉就忘记吃饭			
13. 与以前相比，更容易丢东西			
二、难以执行熟悉的任务（有1项得1分）			
1. 与以前相比，更需要依赖他人来完成约会和计划			
2. 不止一次难以完成做饭或驾驶等曾经能轻易完成的事情，不知道什么原因引发了交通事故			
3. 个人经济财产掌控困难，不知道如何使用存折了			
4. 学习使用某些日常工具或者家用电器（比如遥控器、微波炉、VCD等）有困难			
三、出现语言障碍（有1项得1分）			

（续表）

第一栏中的"是"表示在过去的几年中在认知能力方面（记忆或者思考）出现问题	是（1分）	不是（0）	无法识别（0）
1. 唤词困难，完成语句困难			
2. 说话词不达意			
3. 与别人谈话时，无法表达自己的意思			
4. 总是提相同的问题，一句话重复多遍，重复故事			
四、时间感明显减退（有1项得1分）			
不知道今天是什么日期，记不清当前月份或者年份			
五、对空间迷失方向（有1项得1分）			
1. 空间意识下降，例如倒饮料的时候常常溢出			
2. 与以前相比，辨不清方向或容易迷路，去熟悉的地方时难以确定方向			
3. 拿空，拿不到想拿的东西			
4. 与以前相比，无法将东西放在想放的位置			
5. 平衡或灵活性出现问题，与以前相比，容易被绊倒、摔跤或掉东西			
6. 视觉空间能力障碍，尽管视力正常，但需要更长时间来处理视觉提示			
7. 不知道怎么穿衣服，手、脚无法准确伸进衣袖和裤腿			
六、判断力下降或受损（有1项得1分）			
1. 做出反常行为			
2. 在解决日常生活问题、经济问题有困难			

第一栏中的"是"表示在过去的几年中在认知能力方面（记忆或者思考）出现问题	是（1分）	不是（0）	无法识别（0）
3. 做出的决定经常出错			
4. 与以前相比，出现了驾驶甚至是行走困难			
5. 把物品放在不应该放的位置，如将熨斗放进冰箱里			
七、抽象思维和计算能力损害（有1项得1分）			
1. 与以前相比，不会简单的计算了			
2. 与以前相比，看不懂账单了			
3. 与以前相比，不会算账了			
八、情绪和行为的变化（有1项得1分）			
1. 情绪波动大，例如本来很平静，突然流泪			
2. 长时间原因不明的悲伤			
3. 经常处于紧张和焦虑时期，且影响活动、睡眠			
4. 毫无原因地更加好斗、好辩和顽固			
5. 与以前相比，延迟享乐困难			
6. 与以前相比，容易分心			
九、失去主动性（有1项得1分）			
1. 变得被动、冷漠			
2. 对原来的爱好缺乏兴趣了			
3. 活动减少了			
4. 几乎整天和衣躺着看电视			

第一栏中的"是"表示在过去的几年中在认知能力方面（记忆或者思考）出现问题	是（1分）	不是（0）	无法识别（0）
5. 变得讨厌外出，常闷在家里，身体懒得动，无精打采			
6. 在过去的几个月到几年里明显少讲话			
十、原因不明的身体变化（有1项得1分）			
1. 在过去几年里，嗅觉、味觉丧失或减弱			
2. 四肢不正常地运动			
3. 食欲变化（食欲减退、无意中体重减轻、比以前更容易减轻体重、食欲增加、体重增加或吃过多甜食）			
4. 在过去几年里发生尿失禁			
十一、精神症状（有1项得1分）			
1. 出现幻觉，看到或听到不存在的东西			
2. 觉得有人在跟踪你或者有人试图从你那里偷走东西			
3 过度恐惧或者在现实中毫无依据地产生类似想法			
总体得分			

结果说明

如有两个及两个以上的项目回答为"是"，即2分以上，很可能是认知出了问题，可能是轻度认知障碍患者，或是早期失智症患者，建议去记忆障碍门诊或者找专业医生咨询。

6. 探索建立临床症状评分以及分期网络筛查模型

为了方便基层医疗机构的医务人员评价失智症的临床症状以及分期，惠州市医学研究所许力为等，根据《阿尔茨海默病自我管理全书》等国内外文献[1]，探索建立失智症临床症状评分以及分期网络筛查模型，适用于一般医护、健康专业人员使用。

得 1 分为早期，2 分为中期，3 分为晚期。

记忆力下降

出现下列情况之一，经提醒后也不记得：忘记东西放在什么地方；忘记熟人的名字；忘记自己的住址和电话号码。得 1 分。

出现下列情况之一：忘记刚刚做过的事情；5 分钟后不能复述三件对象名称；忘记一起居住的家人的名字。得 2 分。

不认得自己最亲密的人；明明退休了却认为自己仍然没有退休，要求去上班。得 3 分。

说明：

1. 比以前更加容易忘记东西放在什么地方。买菜比以前更常忘记付钱，或者不记得自己付了多少钱，忘记关水龙头或煤气。正常衰老者也会

---

① 迪恩·谢扎，艾伊莎·谢扎. 阿尔茨海默病自我管理全书［M］. 张雪，译. 天津：天津科学技术出版社，2020.

健忘，但过后会想起来或经提醒后可以记得；失智者的健忘经提醒后也不容易想起来。对于健忘，正常衰老者自己比亲人更关心；而失智者亲人比他自己更担心。

2. 经常忘记熟人的名字，甚至家人的名字。忘记重要的日期和事件。反复问同样的问题。无法记住他们熟悉的物体的名字。

3. 经常忘记自己的住址和电话号码。特别是，正常衰老者会觉得自己记忆力差；而失智者大多数无自知力，早期可能有一些人有。

定向力下降（时间感、方向感、定位感）

出现下列情况之一：无法确定当下的时间、月份、季节；无法确定自己熟悉的环境位置。得 1 分。

出现下列情况之一：在家中迷失方向；无法分出白天黑夜；穿外套手伸不进袖子；不能画最简单的几何图形。得 2 分。

生活依赖他人照顾，而行为昼夜颠倒、夏冬颠倒；明明在自己家里却要求回家。得 3 分。

说明：

1. 无法确定当下是上午还是下午，无法弄清楚今天是星期几、现在是几月份、是春夏秋冬的哪个季节。

2. 无法确定自己熟悉的环境位置，甚至自己的位置。

3. 在熟悉的路上迷路，甚至在家中迷失方向，严重了不知家里的厕所在哪里。正常衰老者也迷路，但一般不会在熟悉环境中迷路。

表达力下降

出现下列情况之一：言语含糊、不得要领；找词困难，无法表达简单的问题；书写困难。得 1 分。

出现下列情况之一：生活中与人进行简单的聊天都出现障碍；重复说话障碍；出现异常的模仿语言现象；社交表现不可理喻；出现重语症。得

2 分。

几乎处于缄默状态。得 3 分。

说明：

1. 言语含糊、不得要领。说不出熟悉物体的名称。他们可能会在谈话中突然停下来，不知道如何继续下去。

2. 找词困难，无法表达简单的问题。他们也可能很难加入或跟上一个对话。正常衰老者也会偶尔忘词，但是知道自己要讲什么，会找适合的词替代；失智者说话会中断，中断后可能忘记自己要说什么了，如果找词代替，可能是一个不合适的词。

3. 出现以前不可能出现的书写困难。社交意愿、兴趣和技巧都减退，社交表现可能不恰当；而正常衰老者社交意愿、兴趣和技巧都不会减退，表现也基本恰当。

理解力下降

出现下列情况之一：不能看懂电视节目或书本、报纸上讲的事；无法学习操作一般的用具；无法理解简单的问题。得 1 分。

出现下列情况之一：非常简单的是非也不懂得怎么去判断；很简单事情的对错都不知道。得 2 分。

无法完成沟通；几乎完全不活动。得 3 分。

说明：

1. 阅读困难，不能看懂电视节目或书本、报纸上讲的事。

2. 学习新事物的能力下降，逐渐无法学习或操作一般的用具。而正常衰老者仍能学习或操作一般的用具。

3. 无法理解简单的问题，不明了家里最近发生的事。有的时候，他们可能会重复自己的行为。

应用力下降

出现下列情况之一：难以完成以前掌握的技能；以前不可能出现的算错账；以前可以自己解决的日常生活事务变得需要别人帮助。得 1 分。

出现下列情况之一：需要他人的协助才能完成打电话、打扫、自身生活。得 2 分。

走路和起居生活依靠他人；完全失去自理能力，呆坐。得 3 分。

说明：

1. 难以完成以前掌握的技能。使用日常用具（如电视遥控器、指甲剪）的能力下降。把电水壶放煤气灶上。忘记了如何使用遥控器、计算机或工具。他们没办法完成一些任务和项目。

2. 出现以前不可能出现的算错账，不会算简单的账。很难做出理财决策，而且缺乏风险识别能力并经常忘记支付账单，他们更容易遭受金融诈骗（邮件、电话营销、欺诈、彩票等）。

3. 对日常生活事务不能自己做决定，不知道如何处理以前能轻易处理的生活、工作问题。忘记他们最熟悉的食谱的烹饪方法。正常衰老者也出现日常生活能力下降，但是维持独立生活没有问题，而失智者常常需要协助才能独立生活。

精神症状

出现如下情况之一："徘徊症"，不少患者整天不停漫步，或跟随照料人员；晚间要求外出；反复搬移物品，反复收拾衣物；出现收集垃圾或废物的新"爱好"；出现幻觉，如看见死去的亲人，看见不存在的小偷等；无法解析的进攻性。得 2 分。

参考文献

中文文献

［1］陈亮恭，杨惠. 迎接你我的超高龄社会［M］. 台北：康健杂志出版社，2015.

［2］辛克莱，拉普兰特. 长寿：当人类不再衰老［M］. 宋冬华，译. 北京：中信出版社，2022.

［3］谢扎 D，谢扎 A. 阿尔茨海默病自我管理全书［M］. 张雪，译. 天津：天津科学技术出版社，2020.

［4］杜维婧，李英华，聂雪琼，等. 我国 60—69 岁老年人健康素养现状及其影响因素分析［J］. 中国健康教育，2015（2）：129-133.

［5］惠州市人民政府. 惠州市第七次全国人口普查公报［OL］. ［2021-05-16］. http://www.huizhou.gov.cn/zwgk/hzsz/zwyw/content/post_4282401.html.

［6］贾建平. 中国痴呆与认知障碍诊治指南［M］. 2 版. 北京：人民卫生出版社，2016.

［7］格拉顿，斯科特. 百岁人生：长寿时代的生活和工作［M］. 吴奕俊，译. 北京：中信出版集团，2017.

［8］刘俊乐，张良成. 线粒体功能障碍及炎症与衰老的相关关系［J］. 中华老年多器官疾病杂志，2019，18（6）：4.

［9］刘星，张璐璐，雷波，等. 高血糖与衰老相关性研究进展［J］. 中国疗养医学，2019，28（3）：249-252.

［10］陆晓娅. 给妈妈当妈妈［M］. 桂林：广西师范大学出版社，2021.

［11］伯格霍夫. 抗炎——从根源上逆转慢病的炎症消除方案［M］. 李红，译. 北京：北京科学技术出版社，2022.

［12］孟丽，Chan Daniel K Y，石婧，等. 营养和运动对老年常见健康问题的影响［J］. 中华老年医学杂志，2020，39（7）：749-751.

［13］任汝静，殷鹏，王志会，等. 中国阿尔茨海默病报告2021［J］. 诊断学理论与实践，2021，20（4）：317-337.

［14］上海市老年教育教材研发中心. 老年心理保健自助手册［M］. 上海：上海教育出版社，2020.

［15］上野千鹤. 高龄化社会——40岁开始探讨老年［M］. 公克，晓华，译. 沈阳：辽宁大学出版社，1991.

［16］世界卫生组织. 痴呆症［OL］.［2019-07-27］. https://www.who.int/zh/news-room/fact-sheets/detail/dementia.

［17］邬沧萍，姜向群. 老年学概论［M］. 北京：中国人民大学出版社，2006.

［18］许岸高，邓光华，主编. 健康十大行动［M］. 广州：广东人民出版社，2012.

［19］杨昊鹏，索靖东，申贤磊，等. 中国"失智症防治行动"任务清单的建议：基于WHO全球行动视角［J］. 中国全科医学，2023，26（07）：775-779，782.

［20］布莱克本，伊帕尔. 端粒：年轻、健康、长寿的新科学［M］. 傅贺，译. 长沙：湖南科学技术出版社，2021.

［21］奈斯比特. 大趋势——改变我们生活的十个新方向［M］. 梅艳，译. 北京：中国社会科学出版社，1984.

［22］张红凤，罗微. 养老服务资源对老年人社会养老服务需求的影响研究［J］. 中国人口资源与环境，2019，29（4）：168-176.

［23］中国痴呆与认知障碍诊治指南写作组，中国医师协会神经内科医师分会认知障碍疾病专业委员会. 2018中国痴呆与认知障碍诊治指南（三）：痴呆的认知和功能评估［J］. 中华医学杂志，2018，98（15）：

1125-1129.

［24］中国老年保健协会阿尔茨海默病分会. 中国阿尔茨海默病痴呆诊疗指南（2020年版）［J］. 中华老年医学杂志，2021，40（3）：269-283.

［25］中国社会救助研究院. 中国老年人走失状况白皮书［OL］.［2019-07-27］. http://www.chinanews.com/sh/2016/10-09/8025356.shtml.

［26］中国营养学会特殊营养分会，中国营养学会老年营养分会，中国营养学会营养与神经科学分会，等. 维护老年人认知功能营养专家共识［J］. 营养学报，2022，44（6）：523-529.

外文文献

［1］Anastasiou C A, Yannakoulia M, Kosmidis M H, Dardiotis E, Hadjigeorgiou G M, Sakka P, Arampatzi X, Bougea A, Labropoulos I, Scarmeas N. *Mediterranean Diet and Cognitive Health: Initial Results from the Hellenic Longitudinal Investigation of Ageing and Diet*［J］. *PLoS ONE*, 2017, 12：e0182048.

［2］Garre-Olmo J. *Epidemiology of Alzheimer's disease and other dementias*［J］. *Rev. Neurol*, 2018, 66：377-386.

［3］Jianping J, Cuibai W, Shuoqi C, et al. *The cost of Alzheimer's disease in China and re-estimation of costs worldwide*［J］. *Alzheimer's & Dementia*, 2018, 14（4）：483-491.

［4］Marcason W. *What Are the Components to the MIND Diet?*［J］. *J. Acad. Nutr. Diet*, 2015, 115：1744.

［5］Morris M C, Tangney C C, Wang Y, Sacks F M, Bennett D A, Aggarwal N T. *MIND Diet Associated with Reduced Incidence of Alzheimer's Disease*［J］. *Alzheimer's Dement*, 2015, 11：1007-1014.

［6］Novak V, Hajjar I. *The Relationship between Blood Pressure and Cognitive Function*［J］. *Nat. Rev. Cardiol*, 2010, 7：686-698.

［7］Tangney C C, Li H, Wang Y, Barnes L, Schneider J A, Bennett

D A，Morris M C. *Relation of DASH- and Mediterranean-like Dietary Patterns to Cognitive Decline in Older Persons* ［J］. *Neurology*，2014，83：1410-1416.

［8］Trichopoulou A，Mart í nez-Gonz á lez M A，Tong T Y，Forouh N G，Khandelwal S，Prabhakaran D，Mozaffarian D，de Lorgeril M. *Defifinitions and Potential Health Benefifits of the Mediterranean Diet:Views from Experts around the World* ［J］. *BMC Med*，2014，12：112.

［9］Wengreen H，Munger R G，Cutler A，Quach A，Bowles A，Corcoran C，Tschanz J T，Norton M C，Welsh-Bohmer K A. *Prospective Study of Dietary Approaches to Stop Hypertension and Mediterranean-Style Dietary Patterns and Age-Related Cognitive Change:The Cache County Study on Memory，Health and Aging* ［J］. *Am. J. Clin. Nutr*，2013，98：1263-1271.